運動を頑張らなくても

息切れ 動悸・胸痛がみるみるよくなる食べ方大全

文響社

はじめに

みなさんの中には、年を取れば誰しも息切れがしたり動悸《どうき》を感じたりするものだと思われている方が少なくないでしょう。しかし、年のせいだと軽く見てはいけません。息切れや動悸・胸痛は、ＣＯＰＤ（慢性閉塞《へいそく》性肺疾患《しっかん》）や心不全、気管支ぜんそく、不整脈、狭心症、心筋梗塞《こうそく》など、肺や心臓の病気が隠れている可能性があり、放置するのは大変危険です。

こうした病気のほとんどは突然起こるのではなく、長年の生活習慣が原因であることが多いものです。実際、肺や心臓の病気は高血圧や糖尿病、脂質異常症といった生活習慣病とのかかわりが強く、生活習慣を見直すだけでも大きな改善が期待できます。

特に食生活を見直すことはとても重要です。というのも、肺や心臓の病気の方は、栄養障害で症状が悪化することが多いからです。

例えば、ＣＯＰＤや心不全などで息切れに苦しんでいる方は、息苦しさから食事をとるのがつらくなり、食欲もなくなっていきます。すると、栄養不足で体力が衰え、全身の筋力低下が起こってさらに呼吸がつらくなるという悪循環に陥ってしまいます。

実は、こうした病気では重症化するにつれて体重が減少し、やせ細ってしまう患者さんがたくさんいらっしゃいます。これは、食事から摂取するエネルギーや栄養が圧倒的に不足していることが一つの要因です。

息切れの多い方は、呼吸に消費するエネルギーが健康な方の何倍も必要なため、食事で積極的にエネルギーをとらないとどんどんやせてしまいます。体重を増やすためには、安静時に必要な量の1・5倍ものエネルギーを食事で補給しなければならないといわれています。それに加えて、たんぱく質やビタミン、ミネラルなどの栄養もバランスよくとる必要があります。これは、ただでさえ息切れで食欲が落ちている方には大変なことです。

本書では、効率よくエネルギーや栄養をとるための食べ方や食品の選び方を、最近のエビデンス（科学的根拠）を踏まえつつ、誰でも実践できるようにわかりやすく解説しています。「肺」「心臓」「血管」を活き活きと元気に蘇《よみがえ》らせ、病気に負けない健康な体を手に入れるために、まずは毎日の食事から見直してみましょう。

なお、糖尿病やその疑いのある人、腎《じん》臓の悪い人などは、医師と相談しながら進めていきましょう。

国際医療福祉大学
臨床医学研究センター教授
須藤英一

目次

第3章

肺や気管を強めCOPD・肺炎などが改善し呼吸が楽になる「肺活ごはん」と食後に起こる息切れが解消する「膨満感スッキリ食」

国際医療福祉大学
教授
須藤英一

第4章

心臓を強める栄養たっぷりで血圧が下がり心不全が改善する「強心ごはん」と動悸・脈飛びなどの不整脈を退ける「脈正しごはん」

東邦大学医学部名誉教授 杉 薫

第5章

心臓を養う血管の動脈硬化を防ぎ心筋梗塞・狭心症を予防する「血管強化ごはん」

東邦大学医学部名誉教授 杉 薫ほか

第6章

苦しいセキを招くアレルゲンやヒスタミンの少ない食材でぜんそく発作を抑える「セキ鎮めごはん」

国際医療福祉大学教授
須藤英一

第7章 息苦しくならない食事姿勢や寝姿勢、急に襲う不整脈や息切れの対処法など息切れ・動悸が楽になる生活術

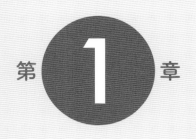

第1章

「すぐに息が切れる」
「脈がドキドキ速くなる」
「締めつけるような胸の痛み」
など、あなたの息切れ・
動悸・胸痛の原因がわかる
「1分セルフ診断」

須藤英一　国際医療福祉大学臨床医学研究センター教授

杉 薫　東邦大学医学部名誉教授・
小田原循環器病院病院長

息切れ・動悸は肺や心臓、腎臓など内臓の不調や衰えを知らせる重大サインで、原因の早期発見が何より大切

坂道や階段を上ったりしたときに「ハア、ハア」と息切れを起こした経験は誰でもあるでしょう。しかし、ただの息切れではなく「息が苦しい」「心臓がドキドキする」（動悸《どうき》）、「胸が痛い」（胸痛）といった症状を自覚する人は、肺や心臓、腎《じん》臓などの内臓が衰えており、病気を発症している可能性も考えられます。

まずは、息切れが起こるしくみについて説明しましょう。

私たちが呼吸をするさいは、肋骨《ろっこつ》とその下部にある呼吸筋（横隔膜）が連動しています。この動きを脳の呼吸中枢が常にモニターしており、呼吸の回数や深さを調節しているのです。さらに、呼吸中枢は、その上位にある大脳に支配されています。大脳は、呼吸筋の働きだけでなく体内の酸素濃度もトータルに管理しています。そのため、なんらかの原因で呼吸筋の働きと体内の酸素濃度のバランスがくずれたときに、**大脳の中枢⬇呼吸中枢⬇呼吸筋の経路で「目一杯、呼吸せよ」**

息切れ・動悸の放置は危険

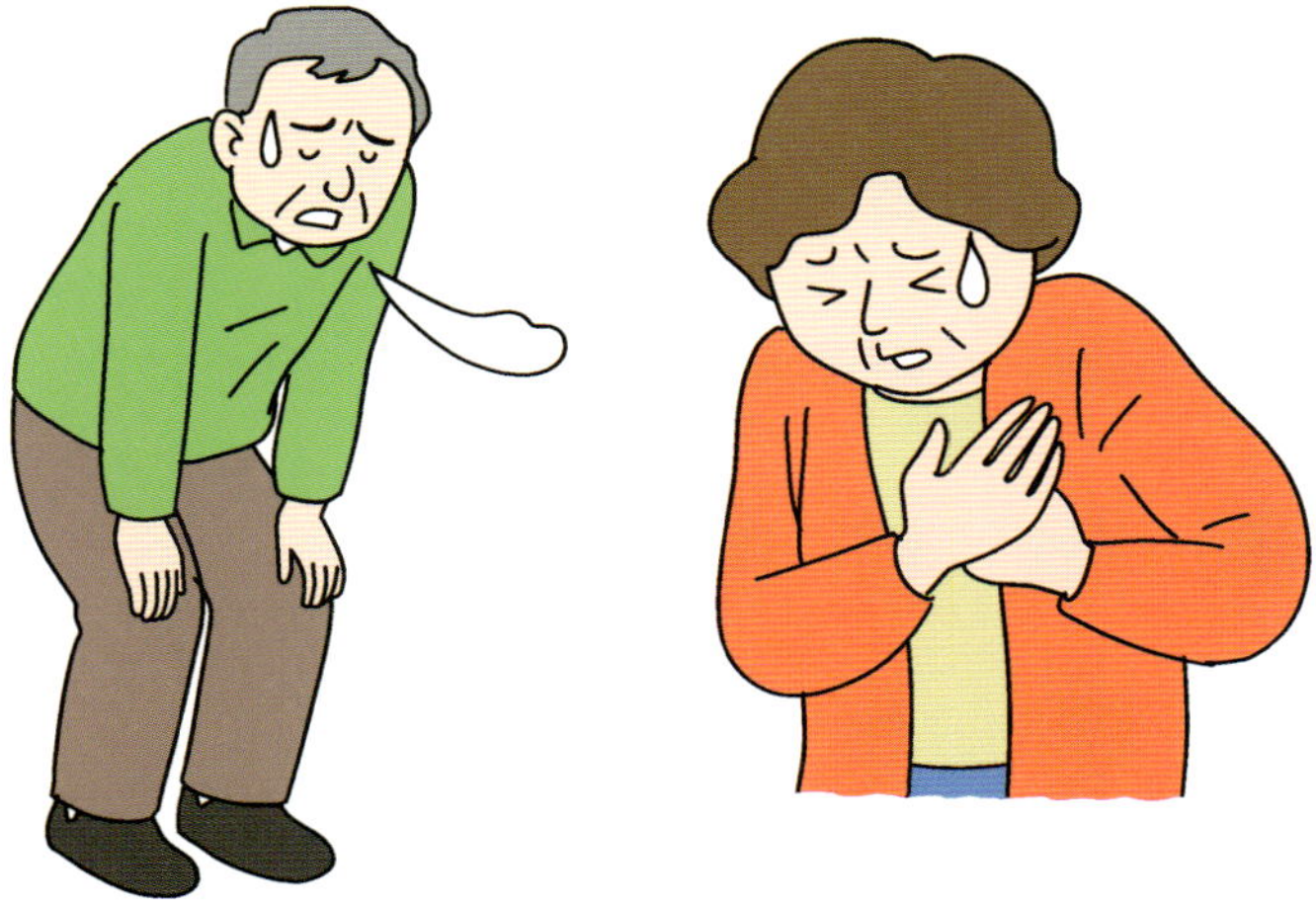

息が苦しい、胸が痛いといった症状は、内臓の病気の重大サインとして現れることがある。放置せずに医療機関を受診することが肝心。

と指示が下り、ふだんよりも盛んに呼吸します。その結果、息切れが起こるのです。

呼吸筋の働きと体内の酸素濃度のバランスがくずれる主な原因は、**❶運動、❷呼吸筋や心肺機能の衰え、❸心身の緊張、❹肺や心臓、腎臓など内臓の病気**です。

一時的な運動、心身の緊張で息切れが起こる程度なら心配はいりませんが、内臓の病気が疑われる場合は注意したほうがいいでしょう。例えば、ふだんから息切れ・動悸が起こりやすい人はCOPD（慢性閉塞《へいそく》性肺疾患《しっかん》）、胸がしめつけられるように痛む人は狭心症や心筋梗塞《こうそく》が疑われます。

息切れ・動悸・胸痛の症状を自覚したら放置せず、すぐに医療機関を受診することが大切です。

（須藤英一）

息切れは肺機能の低下や心臓の衰え、アレルギーなどさまざまな原因で起こり「息切れチェック」でセルフ診断

息切れを起こしやすい人は、体力や呼吸筋、心肺機能が衰えているほかに、肺や心臓などの内臓の病気を発症している疑いがあります。また、気管支ぜんそくのようにアレルギーに伴って発症する病気でも息切れが起こります。

そこで、ふだんから息切れに悩まされている人に行ってほしいのが、左ページの**「息切れチェック」**です。この息切れチェックでは、自覚症状の有無を回答し、肺や心臓の異常、疑われる病気を調べます。**全17項目あるので、該当する項目に✓を入れてください**。✓を入れた項目によって、**COPD（慢性閉塞《へいそく》性肺疾患《しつかん》）**、**気管支ぜんそく**、**肺炎（誤嚥《ごえん》性）**、**心不全**の疑いがあると判定されます。

いずれも悪化すると命にかかわる病気ですが、中でも近年、急増しているのはCOPDです。これは有害物質の吸引で発症する肺の炎症性疾患で、原因の大半は喫煙です。COPDが悪化すると発作性の呼吸困難が起こり、命を落とすこと

息切れチェック

	チェック項目 ※該当する項目の■に✓を入れる		疑われる病気
1	□	長めの階段を上がると息切れがする	COPD（慢性閉塞性肺疾患） ※特に、6番に該当する場合は要注意
2	□	同世代の人よりも歩くのが遅く息切れすることがある	
3	□	若いころから、冬の朝にセキやたんが出やすい	
4	□	前かがみになると息切れ・動悸がする	
5	□	たんが絡んで一度で出しきれない	
6	□	20年以上、喫煙している（喫煙していた）	
7	□	寒い日や雨の日にセキが続けて出ることがある	気管支ぜんそく
8	□	息をするときに「ヒューヒュー」「ゼーゼー」と音がする	
9	□	3週間以上、セキが止まらない	
10	□	色のついた、たんが出る	肺炎（誤嚥性）
11	□	食事中や夜中にむせることがある	
12	□	飲み込む力が弱くなった	
13	□	息切れに加えて動悸がする	心不全
14	□	夜、横になるとセキが出る	
15	□	手や足、顔がむくむ	
16	□	体がだるく疲れやすい	
17	□	数日で体重が1～2kg増えた	

※1つでもチェックがつけば肺や心臓が衰えている。10番に該当する人は気管支拡張症や肺がん、肺結核、11・12番に該当する人は誤嚥性肺炎が疑われる。

があります。

気管支ぜんそくも発作性の呼吸困難が起こる危険な病気で、子供から大人まで幅広い年齢層に多くの患者さんがいます。

肺炎（誤嚥性）、心不全は高齢者に多く見られる病気で、重度になると致死性が高くなるので注意しなければなりません。

（須藤英一）

不整脈には「脈が速く打つ」「不規則になる」などのタイプがあり「不整脈診断チャート」であなたのタイプと危険度を判定

息切れ・動悸《どうき》・胸痛に悩まされている人は、心臓の拍動（心臓の収縮と拡張）が乱れていること（不整脈）が少なくありません。

不整脈には、安静時に脈が毎分１００回以上になる**「頻脈」**、脈が毎分60回以下になる**「徐脈」**、脈が不規則になる**「期外収縮」**などがあります。

また、心臓の上部の心房や房室結節《ぼうしつけっせつ》に原因のある「上室性不整脈」（心房細動・上室頻拍・心房粗動・上室期外収縮）、心臓の下部にある心室に異常が起こる「心室性不整脈」（心室頻拍・心室細動・心室期外収縮）の2タイプに分かれます。中でも心室頻拍、心室細動は、血流量が急減し突然死を招くことがある危険な不整脈なので、早期に発見して治療を受けることが大切です。

脈の乱れに心当たりのある人は、左《ジペー》の**「不整脈診断チャート」**で自己チェックし、不整脈のタイプを確認してください。

（杉　薫）

不整脈診断チャート

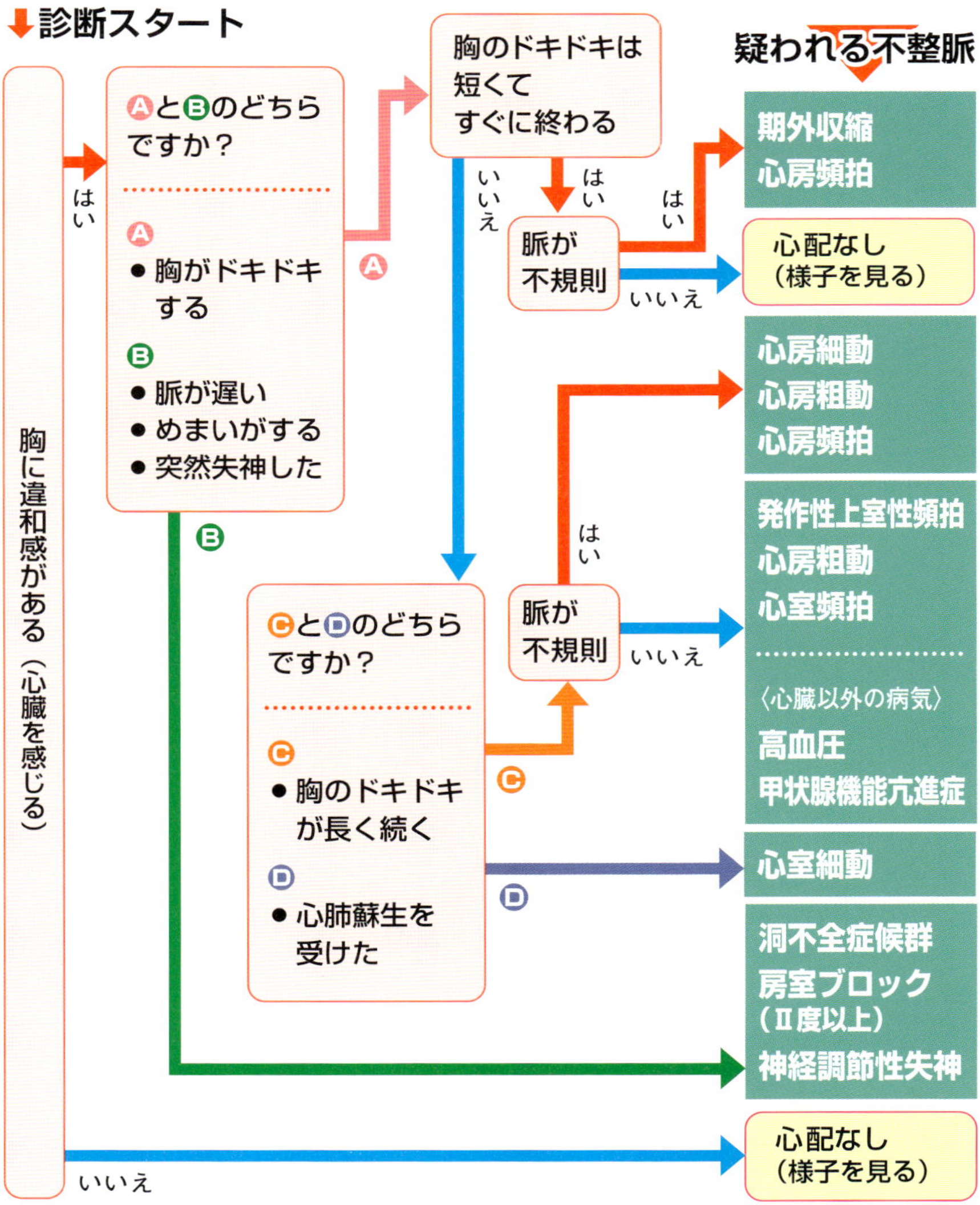

※この診断は、あくまでも目安です。不整脈は自覚症状のない人も多く、症状がある人も感じ方が人それぞれ違うため、正確な診断には医師の診察が必要になります。

「痛む部位」「痛みの強さ」「持続時間」など胸痛の現れ方で狭心症や心筋梗塞など病気がわかる「胸痛セルフチェック」

息切れ・動悸《どうき》に悩まされている人には、しばしば胸部の痛み（胸痛）が現れます。ひと言で胸痛といっても原因はさまざまで、胸の皮膚、筋肉、心臓、肺、大動脈、大静脈、気管、食道、肋骨《ろっこつ》、乳房などの異常が疑われます。

中でも、息切れ・動悸が起こる人が気をつけなければならないのは、心臓、肺の病気に伴って起こる胸痛です。心臓に原因がある胸痛の場合は狭心症、心筋梗《こう》塞《そく》、肺に原因がある胸痛の場合は肺血栓塞栓《けっせんそくせん》症、自然気胸の可能性が考えられます。心臓や肺の病気は、生命の危機につながるので、胸痛が現れたらその状態を精査することが重要になります。

左ページの「胸痛セルフチェック」は、痛みの現れ方などから推定される病気をまとめたチェック表です。この表で自己チェックしてみて気になる症状があったら、すぐに医療機関を受診しましょう。

（杉 薫）

胸痛セルフチェック

● 痛みの現れ方

「突然痛みが現れた」	狭心症、心筋梗塞、肺血栓塞栓症、解離性大動脈瘤、自然気胸など
「痛みがずっと続いている」	肋間神経痛、帯状疱疹、悪性腫瘍、消化器の病気、肋骨骨折、心因性（心臓神経症）など

● 痛む部位

「胸全体が痛む」「背中が痛い」	狭心症、心筋梗塞、肺血栓塞栓症、解離性大動脈瘤など
「体の表面が痛む」	肋間神経痛、帯状疱疹など

● 痛み方

「心臓をグッとつかまれたような苦しい痛み」「焼け火箸を突っ込まれたような痛み」	狭心症、心筋梗塞など
「ピリピリする痛み」「チクチクする痛み」（体表面の痛み）	肋間神経痛、帯状疱疹など
「胸が圧迫されるような痛み」	肺血栓塞栓症など
「突然胸を引き裂かれたような痛み」「杭で刺されたような痛み」「痛みが移動する」	解離性大動脈瘤など

● 痛みの持続時間

「痛みが数分〜10分程度」	狭心症など
「激しい痛みが30分以上続く」	心筋梗塞、解離性大動脈瘤など

● どんなときに痛むか

「特定の動きをすると痛くなる」	肋間神経痛、骨・関節・筋肉といった運動器の異常など
「息を吸うと胸が鋭く痛む」	肺血栓塞栓症、気胸、肋間神経痛など
「階段を上がるときに苦痛を感じるなど運動負荷によって痛みが増強する」	労作性狭心症など

● 痛み以外の症状

「息苦しい」	肺血栓塞栓症、気胸、心筋梗塞など
「たんが出る」「あおむけになると痛む」	逆流性食道炎など

息切れに加えてセキにたんが絡むことが多い人はCOPDやぜんそくの可能性があり「COPD診断」「ぜんそく診断」で要確認

肺が衰えて息切れが起こりやすい人は、呼吸器疾患《しっかん》の可能性が考えられます。特に、息切れに加えてセキにたんが絡む人は、喫煙などが原因で肺の機能が低下する**「COPD」（慢性閉塞《へいそく》性肺疾患）**や、気管支の慢性的な炎症によってセキや喘《ぜん》鳴《めい》（ゼーゼー、ヒューヒューという呼吸音）などが現れる**「気管支ぜんそく」**の疑いがあるので、病気の有無を確認する自己診断を行いましょう。

まず、COPDは、左ページの**「COPD診断」**（正式にはCOPD集団スクリーニング質問票、またはCOPD-PSという）で簡便にチェックできます。この自己診断の結果、合計点が4点以上ならCOPDの可能性があると判定されます。

次に、気管支ぜんそくは、20ページの**「ぜんそく診断」**で自己診断します。全ての質問に回答した結果、大項目に加えて小項目のいずれか1つ以上に該当したら、ぜんそくが疑われると判定されます。

（須藤英一）

COPD診断

各設問の中から、最も当てはまるものの□に✓をつけましょう。

❶ 過去４週間に、どのくらい頻繁に息切れを感じましたか？

□ 全く感じなかった（０点）　□ 数回感じた（０点）
□ ときどき感じた（１点）
□ ほとんどいつも感じた（２点）　□ ずっと感じた（２点）

❷ セキをしたとき、粘液やたんなどが出たことが、これまでにありますか？

□ 一度もない（０点）
□ たまにカゼや肺の感染症にかかったときだけ（０点）
□ １ヵ月のうち数日（１点）　□ １週間のうちほとんど毎日（１点）
□ 毎日（２点）

❸ 過去12ヵ月のご自身に最も当てはまる回答を選んでください。呼吸の問題のため、以前に比べて活動しなくなりましたか？

□ 全くそう思わない（０点）　□ そう思わない（０点）
□ なんともいえない（０点）
□ そう思う（１点）　□ とてもそう思う（２点）

❹ これまでの人生で、タバコを100本以上吸いましたか？

□ いいえ（０点）　□ はい（２点）　□ わからない（０点）

❺ 年齢はおいくつですか？

□ 35～49歳（０点）　□ 50～59歳（１点）
□ 60～69歳（２点）　□ 70歳以上（２点）

合計　　　　点　※合計４点以上の場合、COPDの可能性がある。

出典：Martinez FJ,et al. COPD 5：85-95,2008より改変

ぜんそく診断

各項目の中から、最も当てはまるものの□に✓をつけましょう。

大項目		□	ぜんそくを疑う症状［喘鳴《ぜんめい》、咳嗽《がいそう》（セキ）、喀痰《かくたん》、胸苦しさ、息苦しさ、胸痛］がある
小項目	症状	□	ステロイドを含む吸入薬もしくは経口ステロイド薬で呼吸器症状が改善したことがある
		□	喘鳴（ゼーゼー、ヒューヒュー）を感じたことがある
		□	３週間以上持続するセキを経験したことがある
		□	夜間を中心に起こるセキを経験したことがある
		□	息苦しい感じを伴うセキを経験したことがある
		□	症状は日内変動がある
		□	症状は季節性に変化する
		□	症状は香水や線香などの香りに誘発される
	背景	□	ぜんそくを指摘されたことがある（小児ぜんそくも含む）
		□	両親もしくは兄弟姉妹がぜんそくにかかったことがある
		□	好酸球性副鼻腔炎がある
		□	アレルギー性鼻炎がある
		□	ペットを飼いはじめて１年以内である
		□	末梢血好酸球が300/μL以上である
		□	アレルギー検査（血液もしくは皮膚検査）でダニ、真菌、動物に陽性を示す

※大項目に加え、小項目のいずれか１つ以上にチェックがあれば、ぜんそくが疑われる。症状の中では、喘鳴が最も特異性（ほかの病気では見られないこと）が高い。また、現れる症状の頻度は、セキ（咳嗽）が最も多い。

出典：一般社団法人日本喘息学会「喘息診療実践ガイドライン2021」より改変

息苦しさに加え「だるさ」「むくみ」があれば心不全の危険があり「心不全判定シート」で心臓が弱っていないか今すぐ確認

息苦しさに加えて、動悸《どうき》、セキ、胸痛、胸部不快感、体のだるさ、手足のむくみ、冷感の症状がある人は、「心不全」を発症しているかもしれません。心不全は、血液を送る心臓のポンプ機能が衰え、全身に血液を十分に供給できなくなった状態のことで（単独の病名ではない）、心臓弁膜症、心筋梗塞《こうそく》、心筋症などの病気に伴って多発します。

心不全の症状（息苦しさなど）は高齢者なら誰にでも起こりうるため、病気とは思わずに放置して重症化してしまうケースが少なくありません。

過去に心臓病を患ったことのある人や、心不全の症状に心当たりのある人は、22ジペーの**「心不全判定シート」**（正式には心不全セルフチェックシートという）で病気の有無を自己診断してください。これは、病気の兆候について回答するもので、「はい」に該当する項目が多い人ほど心不全が疑われます。

（杉 薫）

心不全判定シート

各項目の中から、「はい」「いいえ」のどちらかに○をつけましょう。

1	生活習慣病（高血圧・糖尿病・脂質異常症）にかかっている。または過去に抗がん剤の投与や放射線治療を受けた	はい ・ いいえ
2	心臓の病気（心筋梗塞・心臓弁膜症・不整脈・心筋症など）を指摘された	はい ・ いいえ
3	血縁関係のある家族（両親・祖父母・兄弟姉妹など）に心臓の病気や突然死した人がいる	はい ・ いいえ
4	息切れ・胸痛・胸部不快感・動悸がある	はい ・ いいえ
5	靴を履くときなどにかがみ込んだり、お辞儀のような姿勢を取ったりすると苦しくなる	はい ・ いいえ
6	夜間にセキが出たり、就寝中や横になったりすると息苦しくなり、起きると楽になる	はい ・ いいえ
7	夜間、尿意をもよおして起きることが多い	はい ・ いいえ
8	1週間で合計2kg以上の急激な体重増加がある	はい ・ いいえ
9	手足がむくむ	はい ・ いいえ
10	手足が冷たく、慢性的な疲れを感じる。また、意識を失ったことがある	はい ・ いいえ

※「はい」に○をつけた数が多いほど心不全が疑われる。特に、チェック項目の1、2、3、6、8、10は心不全の特徴的な兆候と考えられる。

出典：一般社団法人日本循環器学会「心不全セルフチェックシート」より改変

第2章

COPD・ぜんそく・不整脈・心不全・狭心症・心筋梗塞など息切れ・動悸を招く肺や心臓の病気は食べ方を見直せば改善できる

須藤英一 国際医療福祉大学臨床医学研究センター教授

杉 薫 東邦大学医学部名誉教授・小田原循環器病院病院長

息切れは体内の酸素濃度の低下で起こり、少し動いただけで息苦しくセキも出るならCOPDや間質性肺炎など肺の病気を疑え

息切れは、空気中にある酸素の取り込みと、不要になった二酸化炭素の排出のバランスがくずれることで起こります。吸気・呼気は肺の重要な役割ですが、なんらかの原因でその働きが低下すると体内の酸素濃度が低下し、動作時に息苦しさを感じるようになるのです。また、肺の機能が低下すると息切れだけでなく、セキ、たんも出るようになります。

肺の衰えを招く主な原因として、**「COPD」（慢性閉塞《へいそく》性肺疾患《しっかん》）**、**「間質性肺炎」**があげられます。

COPDは、慢性気管支炎や肺気腫《はいきしゅ》の総称です。COPDのほとんどは、長年にわたる喫煙によって肺に炎症が起こり、気管支や肺胞が蝕まれていきます。具体的には、気管支の内側が炎症や線維化により肥厚《ひこう》して狭くなり、その先にある肺胞の肺胞壁が壊れて呼吸に支障が生じます（左ページの図参照）。

一方、間質性肺炎は、肺胞の壁に炎症が起こって線維化し、ガス交換がうまくできなくなる病気です。間質性肺炎の原因は膠原《こうげん》病、異物の吸入、薬剤などで、根治は難しく、急性増悪（急激な病状悪化）をさけながら余命を延ばすことが治療の目的となります（※）。

ほかにも息切れを引き起こす肺の病気には、空気の通り道である気道に慢性的な炎症が起こって発作的に気道が狭くなる**「気管支ぜんそく」**、誤嚥《ごえん》などによって肺に炎症が起こる**「肺炎（誤嚥性）」**、気管支が拡張したままもとに戻らなくなる**「気管支拡張症」**、気管支や肺胞の細胞ががん化する**「肺がん」**、局所的に肺の血圧が上昇する**「肺高血圧症」**などがあります。

（須藤英一）

COPD（慢性閉塞性肺疾患）

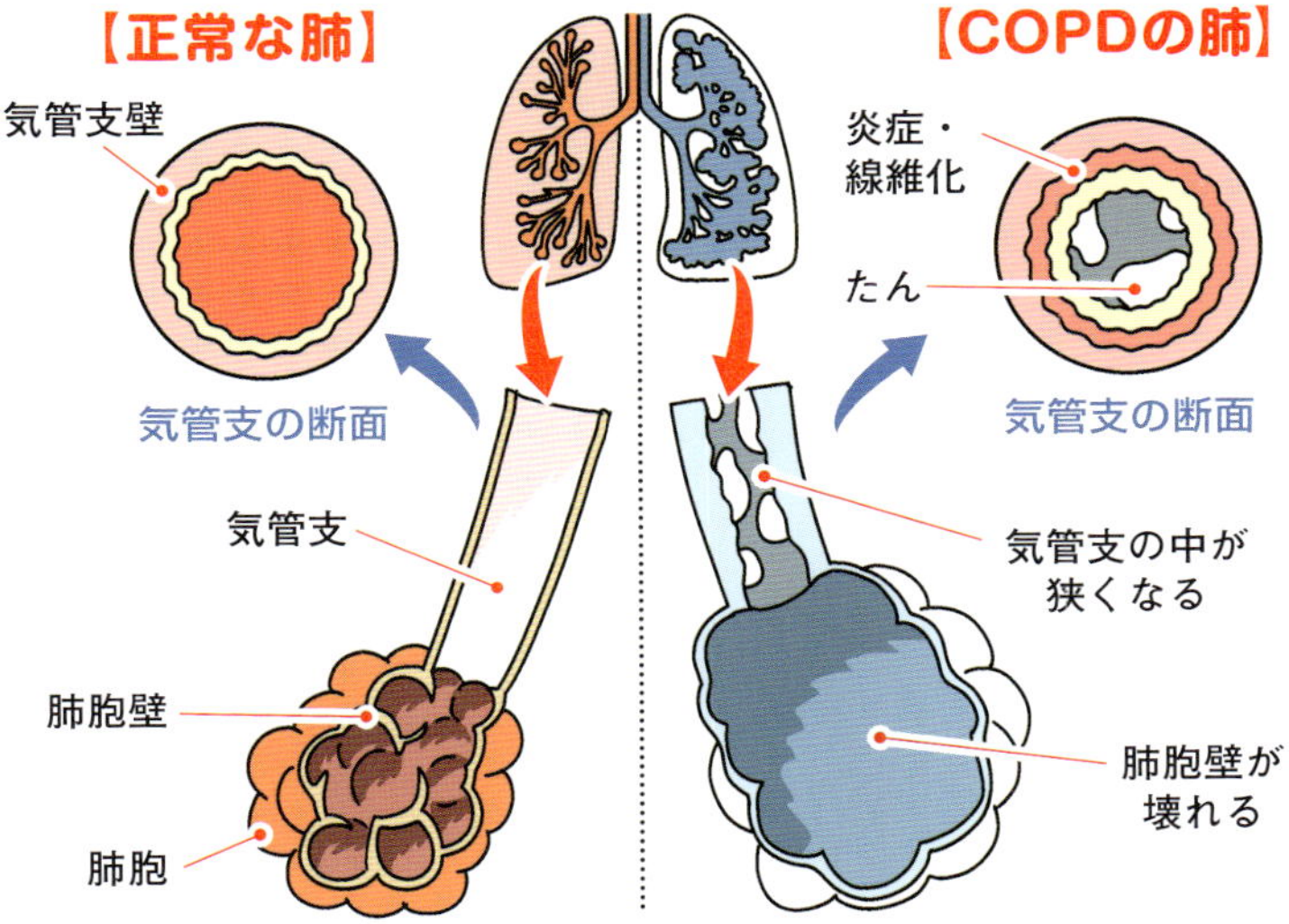

COPDは慢性気管支炎や肺気腫の総称。大半は喫煙が原因で中高年以降の人に多発する。長年にわたる喫煙により気管支の内側が狭くなり、その先にある肺胞の肺胞壁が壊れて呼吸に支障が生じる。

※近年では、線維化を阻止する薬が続々と開発され、病院によっては治療が行われており、重症度によってはリハビリテーションの効果も期待されている。

年に10万人以上が命を落とす怖い肺炎は肺機能や飲み込み力の衰えが原因で70代以上は誤嚥性肺炎にも要注意

肺の病気の中で、特に死亡者が多いのは**肺炎**です。厚生労働省「人口動態調査（2022年）」によると、肺炎と**誤嚥《ごえん》性肺炎**による死亡者は合計13万70人と報告されています。主な死因の中で肺炎と誤嚥性肺炎は全体の8・3％を占めており、1位のがん、2位の心疾患《しっかん》（高血圧を除く）、3位の老衰に次いで多いのです。

肺炎は致死性の高い病気ですが、若い人が肺炎で命を落とすケースはそれほど多くありません。**肺炎の死亡者数が増えはじめるのは50代からで、肺機能や飲み込み力（嚥下《えんげ》力）、免疫力の衰えが顕著になる75歳以上に急増します。とりわけ、誤嚥性肺炎の死亡者は、後期高齢者が9割以上を占めています。**

ふだんから食事のさいに飲み込みづらさを自覚しており、息切れ、セキ、たん、発熱などの症状がある高齢者は誤嚥性肺炎が疑われるので、病気が悪化する前に医療機関を受診して適切な治療を受けてください。

（須藤英一）

不整脈は心臓の動きを操る電気系統の乱れで起こり飲酒やミネラル不足、動物性脂肪のとりすぎで悪化しやすい

動悸《どうき》の重大原因である不整脈は、心臓を正しいリズムで拍動させる電気系統の乱れで起こります。具体的には、心臓の中で電気を発する刺激伝導系という部分に異常が起こり、脈を打つタイミングや回数が不規則になるのです。

不整脈には、食生活がかかわっている場合があります。**第一は飲酒**。アルコールの代謝産物であるアセトアルデヒドは自律神経（意志とは無関係に内臓や血管の働きを支配する神経）の一つである交感神経（体を活発に働かせる神経）を高ぶらせ脈を速くします。**第二はミネラル不足**。特に鉄分、カリウムが不足すると脈が速くなって不整脈が起こりやすくなるので要注意です。**第三は動物性脂肪のとりすぎ**。動物性脂肪に多く含まれる飽和脂肪酸はＬＤＬ（悪玉）コレステロールを増やして動脈硬化を進行させ、不整脈が起こるリスクを高めます。不整脈の人は、動悸を防ぐためにも食生活を見直すことが大切です。

（杉 薫）

2035年には130万人超！日本人に急増する心不全は塩分・糖質のとりすぎで悪化しやすく食事の見直しが急務

高齢化を迎えた日本では心不全の患者数が急増しており、すでに100万人を超えています。日本の総人口は減少していますが、**心不全の患者数は今後も増えつづけ、2035年には約132万人に達してピークを迎える**と予想されています（上の図参照）。こうした現在の状況を感染症の爆発的な流行（パンデミック）にたとえて**「心不全パンデミック」**といいます。

心不全パンデミックの背景には、高齢化のほかに塩分や糖質のとりすぎなどの影響があると考えられます。心不全の人は、食生活を改めることが肝心です。

（杉 薫）

心不全の患者数（推計）

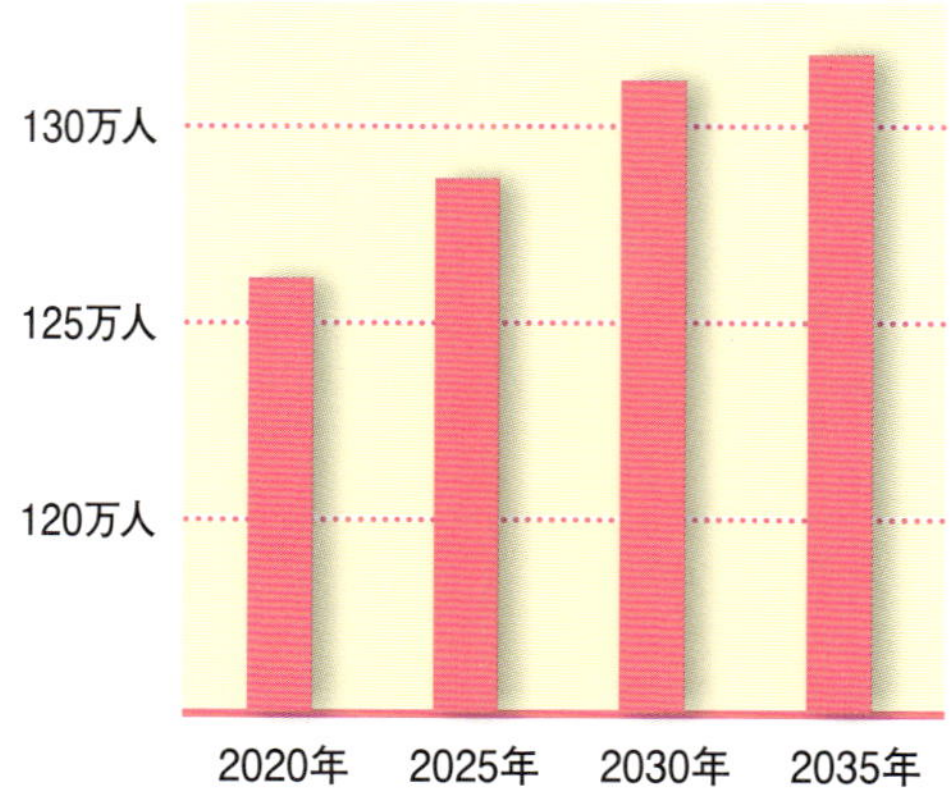

心不全の患者数は、高齢化とともに急増しており、2035年には約132万人に達してピークを迎えると予想されている。

出典：Circulation Journal Vol.72, March 2008

狭心症や心筋梗塞は心臓に酸素や栄養を送る動脈が詰まる病気で、動脈硬化を招く高コレステロール食などで悪化

動悸《どうき》・胸痛が起こる人は、**狭心症**や**心筋梗塞《こうそく》**などの**心血管疾患《しっかん》**の可能性があります。心血管疾患とは、心臓につながる冠動脈が動脈硬化などで詰まり、心筋（心臓を構成する筋肉）に酸素や栄養が行き渡らなくなる病気で、心筋が壊死《えし》（部分的に死ぬこと）して心筋梗塞を起こすことがあります。心筋梗塞は致死性が高い病気で、ひとたび発作が起こると助からずに命を落としてしまう人がおおぜいいます。

心血管疾患は、動物性脂肪の多い高コレステロール食を常食している人に好発します。コレステロール値が高い人は油の摂取量を減らすようにしましょう。（杉 薫）

心筋梗塞とは

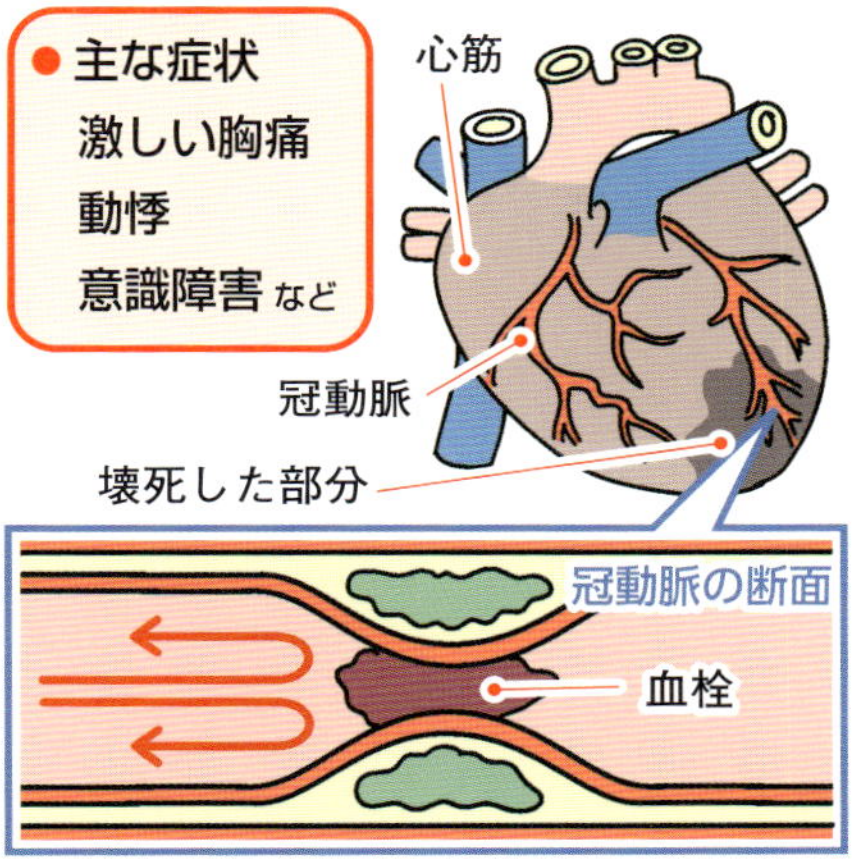

冠動脈の血流が妨げられ、心筋が壊死する病気。激しい胸痛、呼吸困難が起こり、突然死にいたる場合もある。

肺や心臓を元気にする食材や食事法が次々見つかり、食べ方を見直せば病気の改善に大いに役立ち健康寿命も延びる

肺や心臓の機能低下は、老化と密接なかかわりがあります。老化で体が衰えると肺活量が低下したり、心臓や血管が弱くなったり、動脈硬化が進行したり、免疫力が低下したりして、命取りの病気にかかりやすくなります。

老化による肺や心臓の衰えを防ぐためには、喫煙、お酒の飲みすぎ、食生活の乱れ、運動不足、ストレス過多といった悪しき生活習慣を改めることが重要です。特に食生活を見直すことは大切で、医療機関でも食事療法を重視します。

次の章からは、肺や心臓を強化し、病気を退ける食材、食事法をくわしく紹介します。第3章では肺機能を高める「肺活ごはん」「膨満感スッキリ食」、第4章では心機能を高める「強心ごはん」「脈正しごはん」、第5章では動脈硬化を退ける「血管強化ごはん」、第6章ではぜんそくを撃退する「セキ鎮めごはん」を取り上げます。食べ方を見直して健康長寿の延伸に役立ててください。

（須藤英一）

第3章

肺や気管を強め COPD・肺炎などが改善し呼吸が楽になる「肺活ごはん」と食後に起こる息切れが解消する「膨満感スッキリ食」

須藤英一　国際医療福祉大学臨床医学研究センター教授

COPDなどで肺の弱った人は食事中の息苦しさから食欲が低下し、栄養不足、呼吸筋低下、呼吸苦へと進む悪循環に陥りやすい

息切れが起こる原因はさまざまですが、肺機能の衰えで起こる息切れの場合、COPD（慢性閉塞《へいそく》性肺疾患《しっかん》）や間質性肺炎などの肺の病気が潜んでいる可能性があります。

こうした病気が進行した患者さんに共通しているのは、とてもやせていて体力が衰えていることです。体型を比較する指標に標準体重比（%IBW）というものがありますが、これは標準体重に対する体重の割合を示すもので、90%未満では栄養障害があると考えられます。**日本のCOPDの患者さんの場合、その6〜7割は標準体重比が90%未満とやせ型です**。

このようにやせてしまうのは、呼吸にたくさんのエネルギーが必要になるからです。これを呼吸消費エネルギーといいますが、COPDの患者さんは、重症化すると呼吸消費エネルギーが健康な人の10倍近くも必要という報告もあります。

出典：慢性閉塞性肺疾患（COPD）患者の運動能力と痩せとの関係.日呼吸会誌38：665-669,2000

肺の機能低下や息切れを招く悪循環

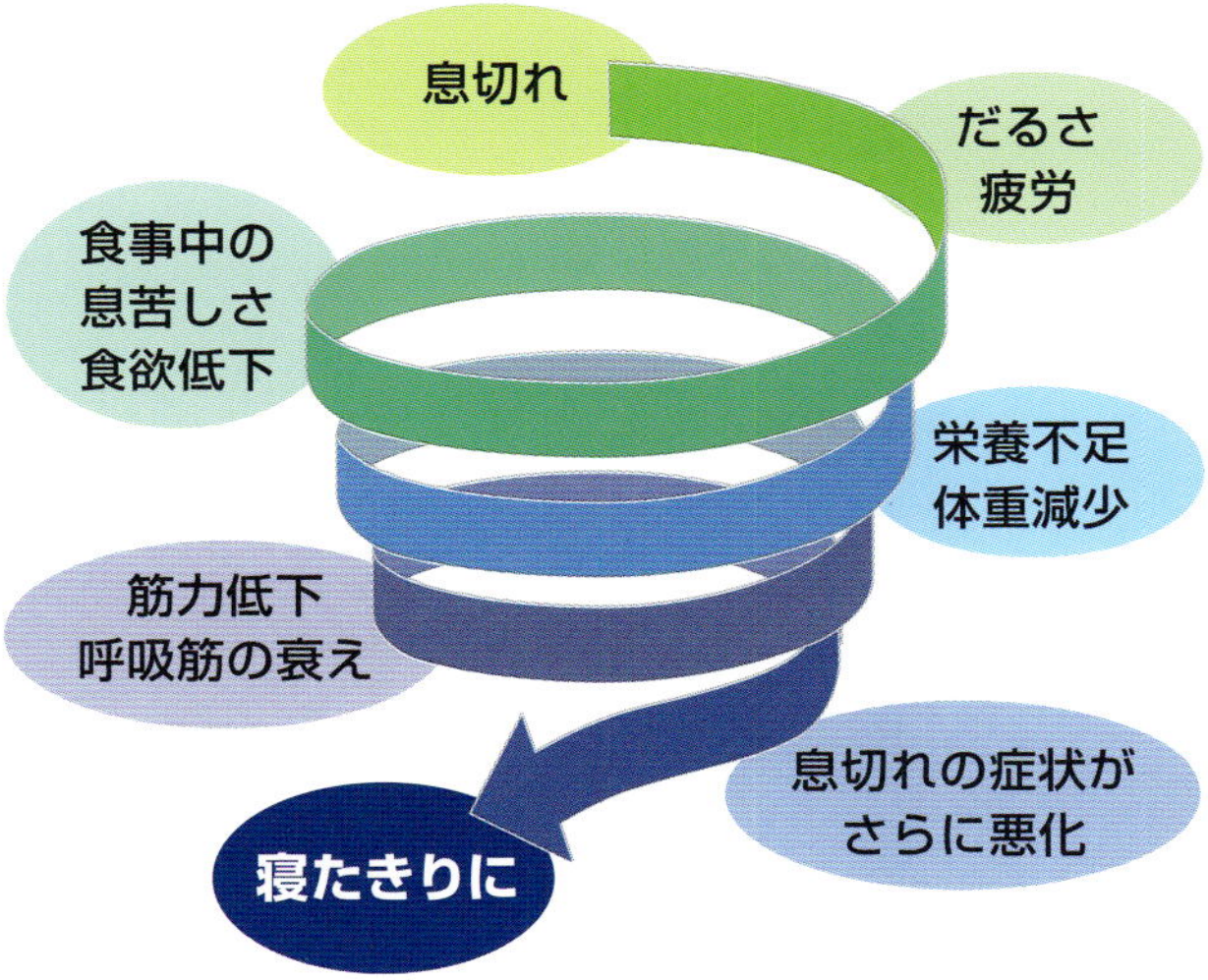

肺が弱って息切れを起こすようになると、体のだるさや疲労で動くのがつらくなり、息切れのために食事がしづらく食欲も減って栄養不足になる。すると全身の筋力が低下し呼吸筋も衰え、さらに息切れの症状が悪化する悪循環に陥り、寝たきりになることも。

そのため、ふつうと同じ食事ではエネルギーが足りないため、より多くの食事をとらないと、どんどんやせてしまうのです。

ところが、**肺が弱って息切れに悩んでいる人は、息苦しさから食事をとるのがつらくなり、食欲もなくなっていきます。すると、栄養不足になって体力が低下し、呼吸筋もどんどん衰え、ますます息切れが悪化するという悪循環に陥ってしまいます。**

こうした患者さんは予後もあまりよくなく、寝たきりになってしまうこともあるため、できるだけ早い段階から食事療法で体力を回復させてあげる必要があるのです。

この章では、こうした肺の機能の衰えで起こる息切れを改善するための食事について、くわしく解説していきます。

息切れを減らすには体力強化が重要で栄養バランスを整え体重を正常に戻し呼吸筋を鍛えれば息切れは改善し肺の寿命も延びる

ＣＯＰＤなどで肺機能の衰えた人はやせる傾向にあると説明しましたが、病気の初期には太っている人もいます。肺の機能があまり低下していない段階では、呼吸に必要なエネルギー（呼吸消費エネルギー）が少なくてすみ、食欲も十分にあるからです。しかも、息切れで体を動かすのがおっくうになるため、エネルギー消費が減って肥満になりやすいのです。実際、欧米では肥満型のＣＯＰＤが多いともいわれています。

日本の場合はやせ型のＣＯＰＤの患者さんが多いのですが、近年では食生活の欧米化で高カロリーの食事をとるようになったせいか、肥満型のＣＯＰＤが増えている印象です。肥満はさまざまな生活習慣病に直結するため手放しでは喜べません。しかし、肺の機能がさらに衰えて病気が進行した場合、やせ型の人は加速度的に症状が悪化して、生存率が大きく低下してしまうことを考えると、**体重が**

COPDの人の体重と生存率

体重が標準か肥満の人（標準体重比90〜210%）に比べて、やせ型の人（同90%未満）は3年後の生存率が大幅に低下している。

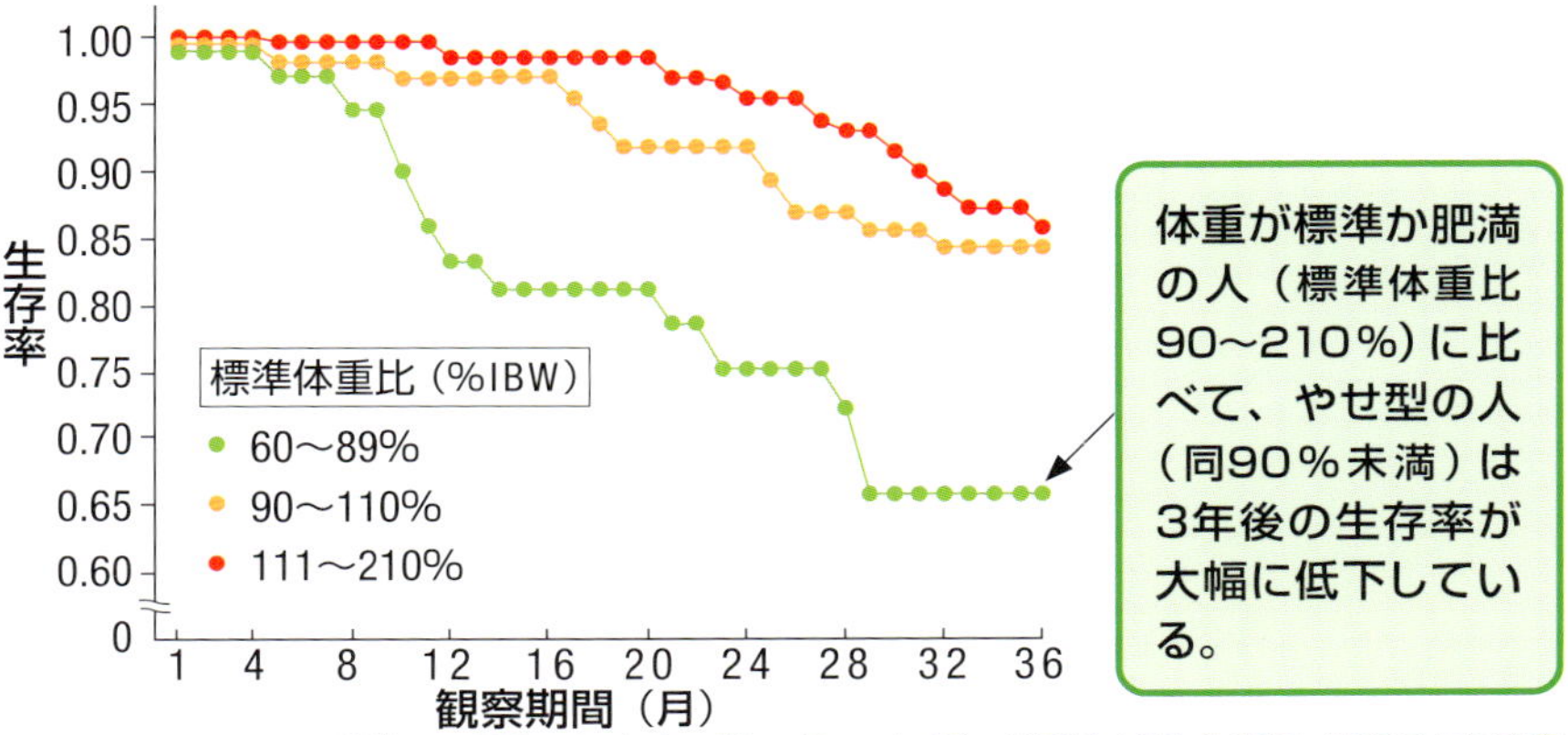

Wilson DO, et al. Am Rev Respir Dis 139:1435-1438, 1989より改変

COPD患者の標準体重比（32ページ参照）ごとの生存率（海外のデータ）。3年間の追跡の結果、やせた人ほど生存率が低いことがわかった。

標準並みかそれ以上あったほうが安心です。

上のグラフは、COPDの患者さんで、やせている人とそうでない人の生存率を比較したものです。海外のデータですが、やせ型の人は3年後の生存率が約30％も低下するという結果になっています。やせすぎることは、大きなリスクとなるのです。

とはいえ、肥満にもさまざまなリスクがあるため、適正な体重にコントロールする必要があります。また、息切れの改善には、呼吸に必要な呼吸筋を整えることも大切です（呼吸筋の整え方については111ページ参照）。

肺の寿命を延ばすには、適正な体重を維持できるよう食生活を見直し、呼吸筋を強化するための運動を行うといった生活習慣の改善が重要なのです。

70代はピーク時より30％も筋肉が減って呼吸筋も衰えやすく、呼吸力アップには体重1kg当たり1・2〜1・5g以上の高たんぱく食が有効

呼吸をするときに重要な働きをするのが呼吸筋です。主な呼吸筋は肋骨《ろっこつ》の間にある肋間筋や肺の下にある横隔膜で、胸郭の拡大・収縮を担っています。

全身の筋肉量は70代でピーク時より30％程度減少するともいわれ、こうした呼吸筋の筋力も、年とともに衰えていきます。このように加齢による筋肉量の低下を**サルコペニア**と呼びますが、高齢者の筋力低下で注意しなければいけないのが**サルコペニア**肥満です。これは、筋肉だった部分が脂肪に入れかわることで、体重はあまり変化していないのに筋力が落ちてしまった状態で、**ふつうの肥満より生活習慣病になるリスクが高く、寝たきりになるリスクも高まります**。

こうした筋力低下を防いで呼吸力をアップするには、**1日に体重1kg当たり1・2〜1・5g以上のたんぱく質を摂取する「高たんぱく食」**がおすすめです。くわしいやり方については、41ページを参照してください。

肺活量がアップし坂道もラクラク上れた！呼吸機能低下の悪循環を断ち、体力が増して食事が楽しくなる「肺活ごはん」

肺の機能低下や息切れを招く悪循環（32ジ参照）を自力で断つには、食事の改善や運動を行うなどの生活習慣の見直しが必要です。

運動は、胸郭を広げて呼吸筋を鍛える快息ストレッチ（111ジ参照）がおすすめですが、軽めのウォーキングなどを行うだけでも十分効果があります。

食事については、エネルギーや栄養面を重視した食事法にかえることが大切。特に息切れのある人は食欲が低下してエネルギー・栄養不足に陥っている場合が多いので、少ない量で高エネルギーが得られ、衰えた筋力を回復するのに適した食事をとらなければなりません。

そこでおすすめしたいのが、肺が元気になり呼吸が楽になる食事法**「肺活ごはん」**です。**少ない量でも効率よくエネルギーが補給でき、呼吸筋が強まり肺活量がアップ**。坂道も階段も楽に上れるようになるので、ぜひ試してみてください。

肺活ごはんは「少量でも高エネルギー」で、「良質のたんぱく質を多く」「リンやカルシウムなどのミネラルをバランスよく」とる食事法

息切れのある人は、食事中も息苦しさに襲われることが多く、食事をとること自体がおっくうになってしまい、食欲も減退して食事量が減ってしまう傾向があります。この状態を放置していると、栄養不足による筋肉量・体重の減少、だるさ、疲労などを招き、体がどんどん衰えてしまいます。これらを克服するのに役立つのが「肺活ごはん」。肺活ごはんのポイントは、次の5つです。

❶高エネルギー食……息切れのある人は食が細りがちなので、少ない量でも高エネルギーを得られる食事にする必要があります。そこで重要になるのが、自分に必要なエネルギー量を知ることです（計算方法は40ジペー参照）。**COPDなどでやせた人が体重を増やすには、安静時代謝量（安静時に消費されるエネルギー）の1・5倍のエネルギーが必要。**少量で高エネルギーを得られる**脂質の量**

を増やした食事を心がけましょう。

❷高たんぱく食……呼吸筋を強化するには、筋肉を構成するたんぱく質を十分にとることが大事です。**BCAA**（41ページ参照）と呼ばれる良質なたんぱく質をとることで、効率よく筋力アップができます。必要なたんぱく質の量は、**1日に体重1kg当たり1・2〜1・5g**です。

❸リンなどのミネラルやビタミンDをとる……呼吸筋の機能維持に必要なミネラルをとります。COPDの人は**ビタミンD**を多くとりましょう。

❹食べやすく・食欲をそそる料理に……一度にたくさんの食事がとれない人は、**食事回数を1日に4回以上にする分食**を行うと1日に必要なエネルギーをとりやすくなります。また、味に変化をつけたり飲み込みやすい形に食材を加工・調理したりすると食べやすくなるでしょう。

❺抗酸化・抗炎症作用のある食品をとる（42〜44ページ参照）……肺の病気で息切れが起こる人は、酸化ストレスや炎症にさらされている可能性があるので、**抗酸化物質**や**抗炎症物質**を含む食品をとるといいでしょう。

肺活ごはんのポイント

❶ 高エネルギー食
❷ 高たんぱく食
❸ リンなどのミネラルやビタミンDをとる
❹ 食べやすく・食欲をそそる料理に
❺ 抗酸化・抗炎症作用のある食品をとる（42〜44ページ参照）

肺活ごはん ポイント1 高エネルギー食

自分に必要なエネルギー量を知る

高エネルギー食とは、少量でエネルギー量の多い食事のこと。エネルギーが高いか低いかを判断するには、自分に必要なエネルギー量（１日分）がどのくらいかを知っておく必要がある。その目安となるのが、健康な人が座っている状態で必要になる安静時代謝量（下の表参照）。活動量に合わせて、これよりもさらにたくさんのエネルギーをとる必要がある。

● 年齢ごとの安静時代謝量（kcal／日）

年齢	男性		女性	
	参照体重	安静時代謝量	参照体重	安静時代謝量
18～29	64.5	1,836	50.3	1,332
30～49	68.1	1,836	53.0	1,392
50～64	68.0	1,776	53.8	1,332
65～74	65.0	1,680	52.1	1,296
75以上	59.6	1,536	48.8	1,212

※上記の安静時代謝量は「日本人の食事摂取基準（2020年版）」の基礎代謝量に1.2を乗じた値

● ＣＯＰＤなど肺の病気でやせてしまった人の場合

肺に負担がかかっている人は呼吸にエネルギーをたくさん消費するため、体重が激減することが多い。やせ細ってしまわないために必要なエネルギー量の目安は安静時代謝量の1.5倍。

安静時代謝量（上の表参照）×1.5＝

体重増加に必要なエネルギー量
（kal／日）

脂質を増やして高エネルギーの食事にする

ごはんや麺類に多く含まれる炭水化物は１g当たり４kcalだが、脂質は倍以上の９kcalもある。しかも脂質は体内で代謝されるときに発生する二酸化炭素の量が炭水化物やたんぱく質より少ないため、肺の負担が減るというメリットがある。

● 少量の食事で高カロリーにする調理のコツ

- ごはん→バターライスに
- ゆで卵→スクランブルエッグに
- 焼き魚→ムニエルに
- 蒸し鶏→唐揚げに
- かけそば→天ぷらそばに

出典：厚生労働省「COPD（慢性閉塞性肺疾患）診断と治療のためのガイドライン［第６版］」（2022年）

肺活ごはんポイント2 高たんぱく食

たんぱく質の多い食事を心がける（36㌻参照）

36㌻で説明したように、１日にとるべきたんぱく質の量は体重１kg当たり1.2〜1.5ｇ以上。魚、肉、卵、大豆製品、牛乳などを含むおかずを増やす。

（例）体重50kgの場合
50 ×1.2 ＝ 60　　50 ×1.5 ＝ 75 なので
１日に60〜75ｇを超える量のたんぱく質を含む食事をとるようにする。

ＢＣＡＡの多い良質なたんぱく質をとる

たんぱく質は筋肉を作るのに大切な栄養で、その構成成分はアミノ酸。アミノ酸の中でも筋肉のたんぱく質合成に欠かせないのがＢＣＡＡで、ＣＯＰＤなど呼吸筋を酷使する病気の人は、呼吸筋の損傷を防ぐために必要な栄養素。

ＢＣＡＡとは
筋肉のたんぱく質に多く含まれる分岐鎖アミノ酸のこと。バリン、ロイシン、イソロイシンの３つのアミノ酸で、運動時のエネルギー源として利用される。体内で作り出せない必須アミノ酸なので食事でとる必要がある。

● ＢＣＡＡを多く含む食品の例

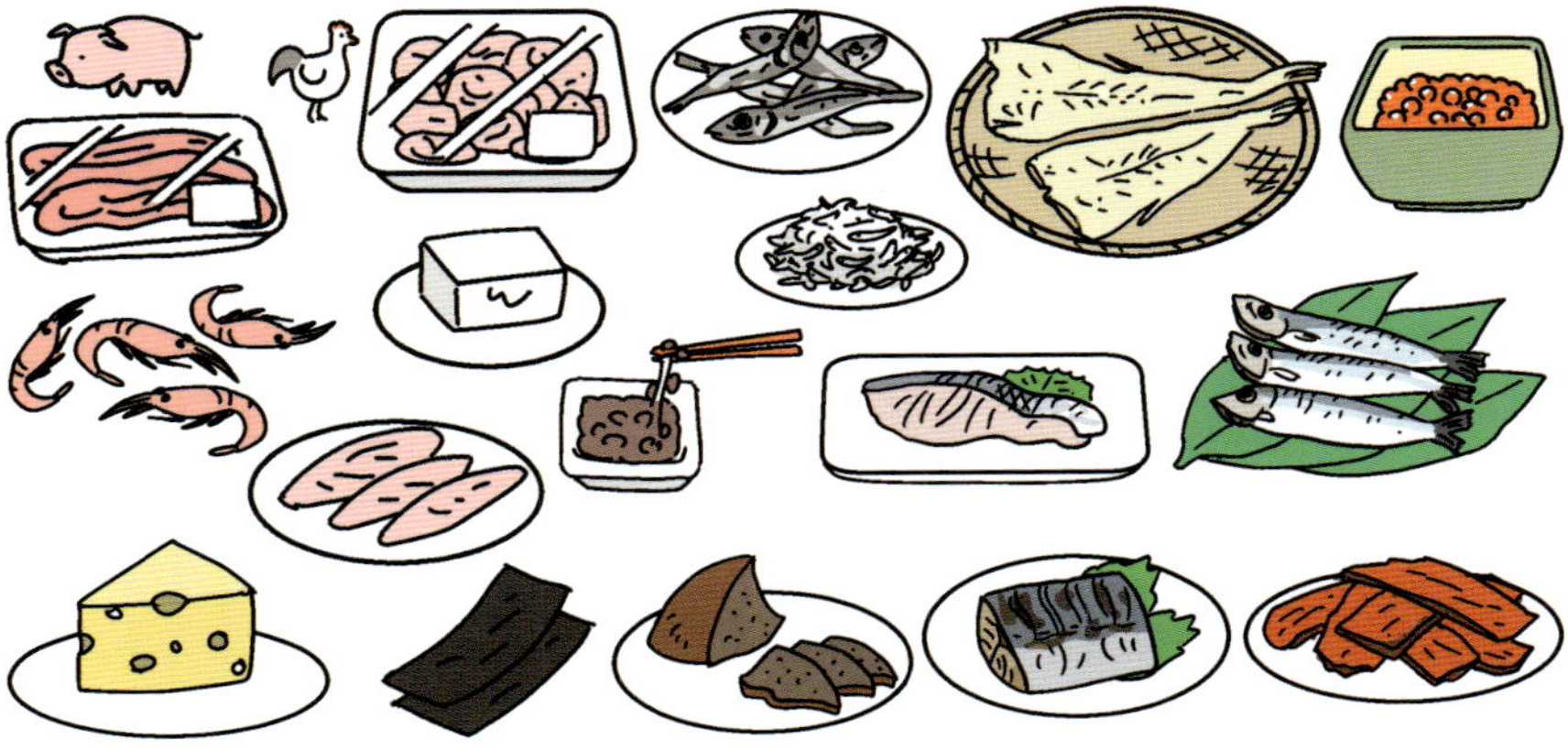

豚肉、鶏肉、煮干し、干し鱈、イクラ、サクラエビ、豆腐、納豆、しらす、サケ、イワシ丸干し、チーズ、鶏ささみ、海苔、スモークレバー、サバ、ビーフジャーキー

肺活ごはん ポイント3 必要なミネラルやビタミンDをとる

● 呼吸筋の機能維持に重要なミネラル

	多く含む食品
リン	穀類、豆類、魚介類、肉類、乳製品など
カリウム	肉類、野菜類、果物や魚など
カルシウム	煮干し、干しエビ、藻類、乳製品、ゴマなど
マグネシウム	豆類、藻類、種実類、小麦胚芽など

● ビタミンD

COPDの患者さんは血清ビタミンDが少なく、ビタミンDの欠乏が1秒量（努力肺活量測定で最初の1秒間に吐くことができる空気の量）の低下にもかかわっているとされる。ビタミンDは、キノコ類、魚介類、卵、乳製品に多く含まれている。

肺活ごはん ポイント4 食べやすさ・食欲

息が苦しい人は食欲がわかず、一度にたくさんの量を食べられないという場合が多いので、食べ方を工夫することも大切。

● 分食する

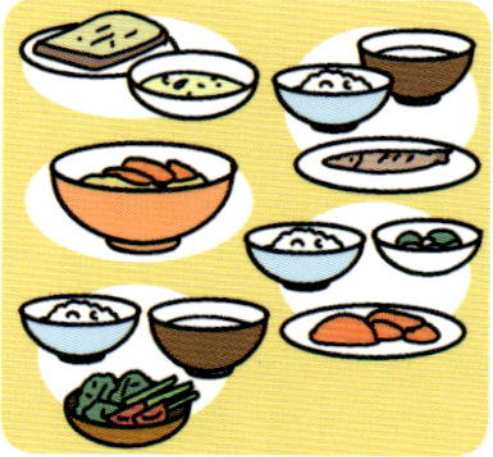

1回の食事量を減らして1日の食事回数を5～6回に増やす。

● 食べやすく調理

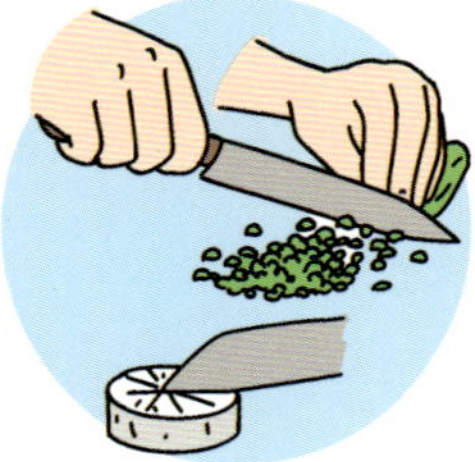

食材は一口サイズに切る、隠し包丁を入れる、とろみをつけるなど。

● 味に変化をつける

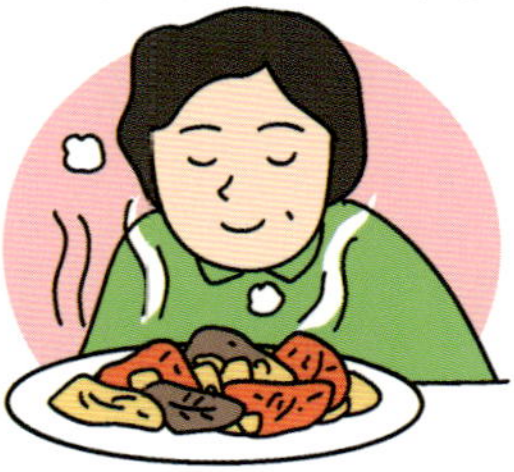

香味野菜や香辛料、酢などで味覚や嗅覚を刺激して食欲を増進。

肺活ごはん ポイント5 抗酸化・抗炎症物質（43～44ページ参照）

● 抗酸化物質

喫煙による酸化ストレスはＣＯＰＤの発症原因の一つといわれ、抗酸化物質の多い食事が肺機能を安定させると考えられている。

● 抗炎症物質

抗炎症物質の多い食事はＣＯＰＤの発症・進展リスクを軽減すると考えられている。

肺機能の改善には抗酸化物質を含む食品をとることも重要で、1日2個以上のトマトと果物の摂取で息を吐き出す力が強まり肺活量が改善

COPDの患者さんの9割以上は喫煙者といわれています。喫煙すると、タバコに含まれる有害物質によって肺に炎症が起こり、活性酸素による酸化反応で細胞がダメージを受けます。こうした活性酸素による酸化ストレスは、喫煙以外でも過度の飲酒や精神的ストレス、加工食品のとりすぎなどで生じます。

酸化ストレスから体を守るには、日常的に抗酸化食品をとることが重要です。中でもおすすめはトマトや果物です。食事でとる抗酸化物質と肺機能（努力肺活量と1秒量［※］）の関係を10年にわたり調べた欧州の研究では、**1日にトマトを2個以上摂取した人は、1個未満の人よりも肺機能の低下が抑えられる**という結果が得られています。さらに、**果物でも同様の効果がある**と報告しています。

また、動物実験ですが、**エビやカニ、サケに含まれるアスタキサンチンがCOPDの予防（主に肺気腫《はいきしゅ》）に効果がある**という研究結果も報告されています。

※努力肺活量：できるだけ多く吸い込んだ空気を思いきり速く吐ききったときの空気量
1秒量：最初の1秒間に吐くことができる空気の量

抗炎症作用によって肺の炎症細胞を減少させ COPDの予防効果があるとマウス実験でわかった大豆イソフラボン

ＣＯＰＤは、気管支に慢性的な炎症が起こる病気で、体内ではマクロファージや好中球（どちらも白血球の一種で体内の異物を捕食する働きがある）などの炎症細胞が増加し、肺胞が破壊されて肺気腫《はいきしゅ》を起こします。

最近、この炎症を抑え、ＣＯＰＤを予防する効果があるとして、**イソフラボン**が注目されています。**イソフラボンは大豆などに含まれる抗酸化物質ですが、肺の炎症を抑える抗炎症作用もあることがわかったのです**。

大阪市立大学の研究グループによると、ＣＯＰＤを発症したマウスにイソフラボンを投与すると、炎症細胞が減少し、炎症反応を促進するサイトカインの上昇を抑えることができたと報告しています。これまでも、大豆製品に多く含まれるイソフラボンの抗炎症作用については数多くの報告があり、ＣＯＰＤをはじめとした多くの炎症性の病気に効果があるのではないかと期待されています。

症例報告

肉の油炒めや卵、ヨーグルトなど高エネルギー・高たんぱく食の肺活ごはんにかえたら肺活量が上がり息切れなく坂道を上れた

COPDの息切れに悩む前田高志《まえだたかし》さん（仮名・83歳）は、気管支ぜんそくも併発し、歩行時の息苦しさに悩んでいました。体がひどくやせていたので、通常の治療に加えて**「肺活ごはん」**を中心とする食事にかえるよう指導したところ、前田さんは、麺類ばかりだった食事から1日1食以上は油炒めなど**カロリーの高い料理**をとり、卵や牛乳、ヨーグルト、サケ缶のスープなど**たんぱく質をたくさんとる高エネルギー食**に変更しました。

すると、前田さんは**体重も肺活量も増加**し、いつもは息苦しくて休み休みでないと上れない**坂道を、短時間で息切れすることなく一気に上れるようになった**と喜んでいました。

また、セキとたんに悩んでいた山口貞夫《やまぐちさだお》さん（仮名・92歳）は、ヨーグルトと牛乳を欠かさず飲み、パンをバターたっぷりで焼いた朝食、昼食にはヒレカツ、枝豆などの植物性たんぱく質をとるなどの肺活ごはんに工夫したところ、**動作時も呼吸が苦しくなくなり、セキやたんが減ったほか、息切れも軽減**したそうです。

おなかのガスなどで横隔膜が押し上げられて起こる肺圧迫タイプの息切れもあり食材や食べ方の見直しで改善できる

食後に起こる息切れは、肺や心臓の病気が原因ではなく、**胃や腸が膨らみすぎて呼吸がしづらくなる「肺圧迫タイプ」の息切れ**の可能性があります。

呼吸をするうえで一番重要ともいえるのが「横隔膜」という膜状の筋肉で、主にこの筋肉が収縮・弛緩《かん》することで肺の空気を出し入れしています。

ところが、**食べすぎたり、胃や腸にガスがたまる食品を食べたりすると、おなかが膨らんで横隔膜を圧迫し、その動きを妨げてしまうため、息切れしやすくなります**。

こうした息切れでは、食材や食べ方の見直しが必要です。

横隔膜の働きと息切れ

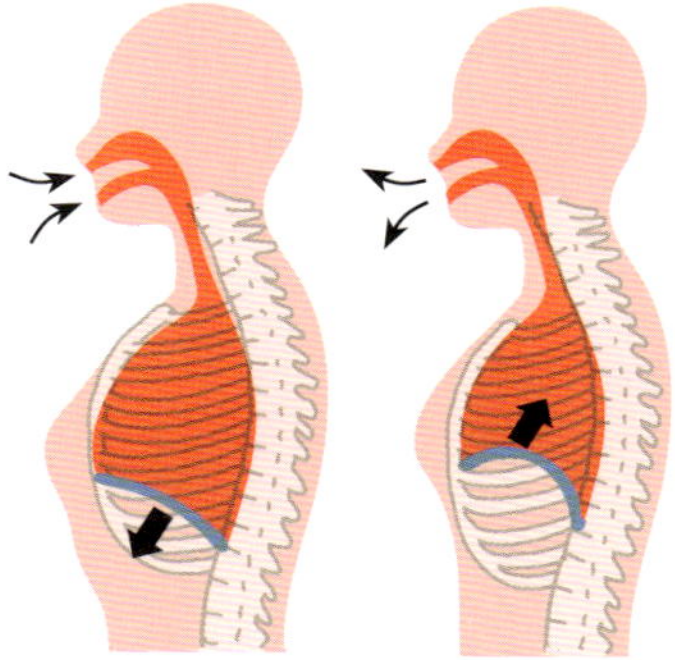

肺自体には筋肉はなく、肺を覆う周囲の筋肉が動くことで肺が膨らんだり縮んだりしている。特に肺の下部にある横隔膜の上下運動は重要。胃や腸が膨らんで横隔膜が圧迫されると、この動きが制限されてしまい、呼吸がしづらくなって息切れが起こる。

食べ物といっしょに空気を飲み込む人はおなかにガスがたまりやすく「消化に悪い」「噛みにくい」食べ物などNG食材をさけよ

おなかが膨らんでしまう原因でよくあるのが、**食べすぎ**です。また、食べるときに**空気を一緒に飲み込んでしまう人**もおなかが張りやすくなります。こうした人は、なるべくゆっくり食べることを心がけましょう。

また、食べ物が原因でおなかが張るということもあります。**揚げ物など油が多い食べ物**は消化に悪く胃に残りやすいので要注意。**イカや昆布といった噛《か》み切りにくくすぐに飲み込めないもの**は空気を一緒に飲み込みやすい食材です。ほかにも**炭酸飲料や豆類、イモ類**などもおなかでガスが発生するので気をつけましょう。

おなかが張りやすい食材

- **消化に時間がかかる**
  揚げ物や天ぷらなど油の多い食べ物
- **噛みにくい**
  イカや貝類、昆布、赤身の薄切り肉など
- **ガスが発生しやすい**
  炭酸飲料や豆類、イモ類、小麦製品など
- **高FODMAP食（SIBOの場合）**
  50㌻の表を参照

おなかにガスがたまりやすい人は小腸内細菌異常増殖症（ＳＩＢＯ）の疑いがあり改善には「膨満感スッキリ食」がおすすめ

おなかにガスがたまる食べ物として、消化の悪いものや炭酸飲料、腸内でガスを発生しやすい豆類・イモ類・小麦製品などを取り上げてきましたが、実は、腸の不調によっておなかにガスがたまることもあります。その一つが、最近注目を集めている**「小腸内細菌異常増殖症」（ＳＩＢＯ《シーボ》）**です。

ＳＩＢＯ（small intestinal bacterial overgrowth）は、小腸の中の腸内細菌が過剰に増えてしまう病気で、子供にも中高年にも発症するといわれています。

腸内細菌というと、その大半は大腸に生息しているのが一般的です。実際、腸内細菌の約９割は大腸に生息していて、小腸には約１割とかなり少ない割合になっています。ところがＳＩＢＯの場合、**小腸の腸内細菌が増えすぎてしまい、腸内にガスが大量発生するなどの症状が現れます**。**腹部膨満感**のほかにも、**腹痛**や**下痢《げり》**、**便秘**などの症状も現れます。さらにやっかいなことに、**過敏性腸症候群**

SIBOの症状

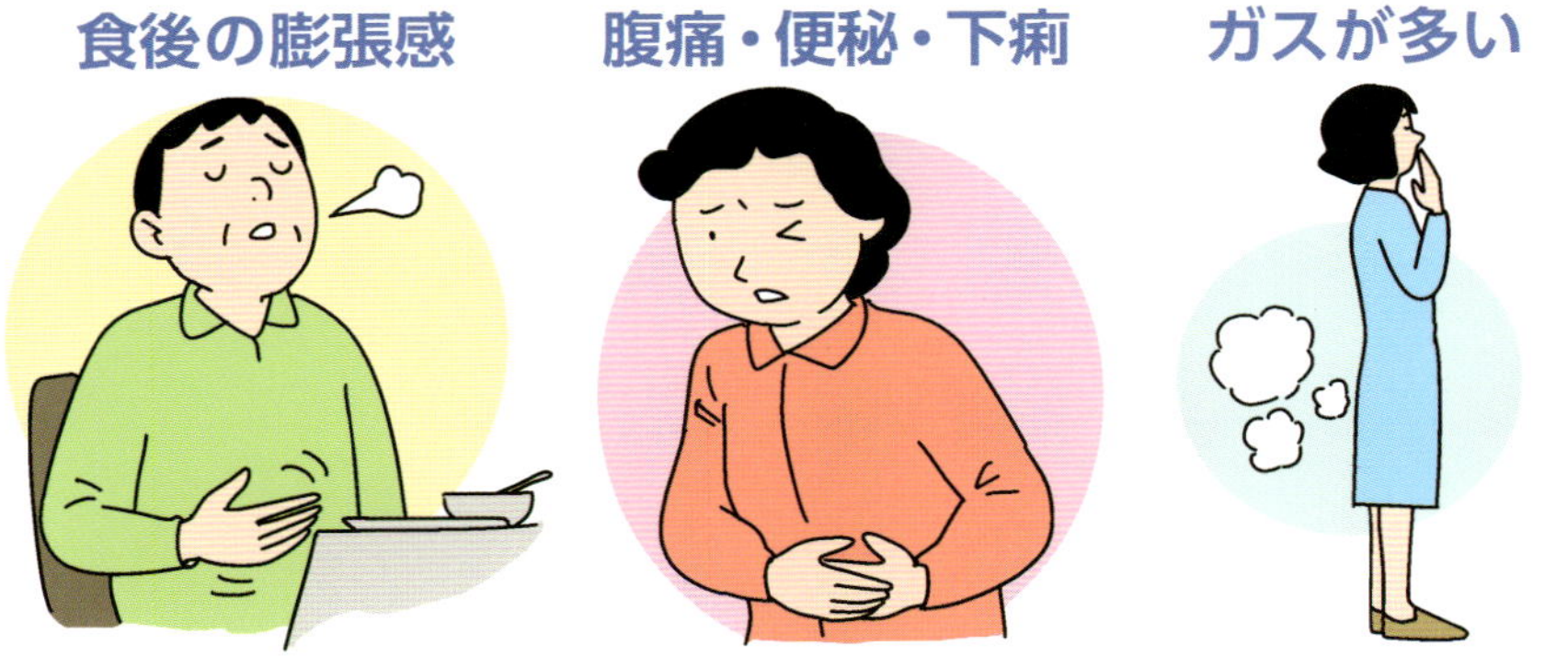

食後に腹部膨張感やガス腹、下痢、便秘などが起こる。SIBOでは発酵食品やオリゴ糖などの整腸食を食べているのに症状がいっこうによくならない、もしくは悪化するのが特徴。

（IBS）や**狭心症**、**心筋梗塞《こうそく》**などの病気を併発することもわかっています。

SIBOは珍しい病気ではなく、健康な人でも約3割が該当するという海外の報告もあります。原因はさまざまですが、偏食や消化酵素の不足、腸管運動の低下、小腸憩室《けいしつ》症（小腸に袋状の空間ができる）、消化管の手術後に起こるバウヒン弁（回盲《かいもう》弁）のゆるみ、などがきっかけになると考えられています。

SIBOの症状は、食べ物に大きく左右されます。下痢《げり》や便秘、おなかの張りに悩んでいて、**発酵食品やオリゴ糖などの整腸食を食べているのにいっこうによくならない、それどころか悪化するという人は、SIBOの可能性があります**。なぜなら、SIBOの場合、発酵食品やオリゴ糖などをとると、それ

高FODMAP食と低FODMAP食

	低 FODMAP 食	高 FODMAP 食
オリゴ糖	〈大豆食品〉みそ、木綿豆腐、豆乳など 〈穀類・小麦食品〉米、玄米、そば粉など 〈野菜・イモ類〉ブロッコリー、ニンジン、タケノコ、ジャガイモなど 〈果物・ナッツ類〉バナナ、イチゴ、ブドウ、キウイ、ミカンなど	〈大豆食品〉大豆、納豆、絹ごし豆腐など 〈穀類・小麦食品〉パン、うどん、ラーメン、ピザ、パスタ、お好み焼きなど 〈野菜・イモ類〉タマネギ、ニンニクなど 〈果物・ナッツ類〉カシューナッツ、カキ、モモ、スイカ、グレープフルーツなど
二糖類	チーズ（チェダー、パルメザン、カマンベールなど）、バター、乳糖を含まないマーガリン、スキムミルク、豆乳、アーモンドミルクなど	チーズ（プロセス、カッテージ、クリームなど）、乳糖を含む全乳やマーガリン、ヨーグルト、アイスクリーム、プリンなど
単糖類	〈野菜・イモ類〉トマトなど 〈果物〉バナナ、ブルーベリー、ブドウ、キウイ、ミカン、レモン、メロン、イチゴなど 〈甘味料〉メープルシロップ、砂糖、水あめなど	〈野菜・イモ類〉アスパラガスなど 〈果物〉リンゴ、ナシ、サクランボなど 〈甘味料〉コーンシロップ、蜂蜜、果糖ブドウ糖液糖など
ポリオール	〈野菜・キノコ類〉トマトなど 〈果物〉グレープフルーツ、バナナ、イチゴ、ミカン、ブドウ、キウイ、レモン、メロンなど 〈菓子類〉低カロリー甘味料不使用菓子など	〈野菜・キノコ類〉カリフラワー、スナップエンドウ、キノコ類全般など 〈果物〉リンゴ、アンズ、モモ、ナシなど 〈菓子類〉シュガーフリーガムなど

が小腸で増殖した腸内細菌のエサとなってしまい、症状が悪化してしまうからです。

具体的には、パンなどの糖質を多く含む食べ物で悪化しやすいとされていますが、糖質といっても全ての糖質が悪影響を及ぼすわけではありません。特に注意すべきは小腸で吸収されにくい発酵性糖質の「FODMAP《フォドマップ》食」といわれる食品です（※）。

上にFODMAPを多く含む高FODMAP食、少ない低FODMAP食（膨満感スッキリ食）の例を一覧で示しましたので、食品選びの参考にしてください。

※FODMAPは「Fermentable（発酵性）」「Oligosaccharides（オリゴ糖）」「Disaccharides（二糖類）」「Monosaccharides（単糖類）」and「Polyols（ポリオール）」の頭文字を取った略称で、この4つの発酵性糖質を多く含む食品群を指す。

第4章

心臓を強める栄養たっぷりで
血圧が下がり
心不全が改善する
「強心ごはん」と
動悸・脈飛びなどの不整脈を
退ける「脈正しごはん」

杉 薫
東邦大学医学部名誉教授・
小田原循環器病院病院長

心臓病は日本人の死因第2位で
がんに次いで多く年20万人超の命を奪う
怖い病気だが生活習慣の見直しで改善できる

心臓の病気による死亡率は年々上昇しています。現在、**心疾患《しっかん》は日本人の死因の第2位で、年間20万人以上の人が心疾患で亡くなっています**。心疾患とは心臓の病気の総称で、心臓の働きに異常が生じることで発症します。**心不全**や**不整脈**、**心筋梗塞《こうそく》**、**心筋症**などがあり、患者数は300万人を超えると推計されています。

心臓は、力強く鼓動しつづけるタフな臓器と思われがちですが、**ストレス**の影響を受けやすく、**偏った食生活**や**運動不足**といった生活習慣でダメージを受けやすい臓器です。それゆえ、心臓の健康のためには、食生活をはじめとする生活習慣の改善が欠かせないのです。

主な死因の構成割合

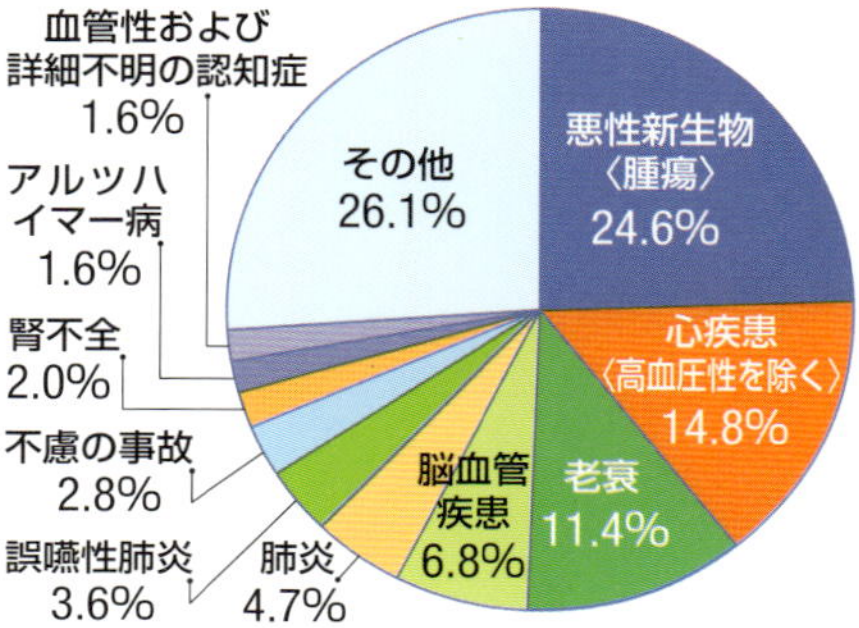

厚生労働省の人口動態統計（2022年）によると、日本人の死因の第2位は心疾患（高血圧性は除く）で、がんに次いで多く、死亡数は約23万人。

肉類の摂取量が増え魚介類や野菜が減少した現在の日本人の食事は心臓の衰えを早め心臓病の増加を招く

日本人の食事は、ここ数十年で大きく様変わりしています。食の欧米化や便利な調理家電の登場で、バラエティに富んだ食事を楽しめるようになりました。さまざまな食材を取り入れた料理は栄養のバランスもよく喜ばしいのですが、肉や脂のとりすぎには注意が必要です。

厚生労働省の国民健康栄養調査を見ると、日本人の食事は魚介類や野菜、果物の摂取量が減少し、肉類が増加傾向にあります。特に若者に多い傾向ですが、中高年の人でも肉中心の食事をとる人が増えています。これは、心臓病への影響を考えるとあまり好ましくありません。**脂の多い肉には心臓によくない飽和脂肪酸が多く含まれている**からです。また、洋菓子にも飽和脂肪酸のほか、**コレステロール**も多く含まれているため、食べすぎには要注意です。では、心臓病を退けるには具体的にどのような食事がいいのか、くわしく説明していきましょう。

心不全や高血圧に最適な食事は、高い血圧を下げて心臓と血管を守る3大ミネラルと食物繊維をしっかりとる「強心ごはん」

日本人の古くからの食事といえば、今や世界から注目されている和食。和食は一汁三菜を基本とした、魚介や肉類、野菜、発酵食品などを組み合わせた栄養バランスのよい食事です。心臓によくない飽和脂肪酸やコレステロールが少ないという利点もあり、心臓の健康にいい食事としておすすめしたいのですが、一つだけ欠点があります。それは、**塩分が多くなりがち**ということです。

心臓病をはじめとする循環器系の病気では、高血圧を招く原因となる塩分のとりすぎは禁物です。そこでおすすめしたいのが、和食（日本食）のよさを取り入れつつ減塩に配慮した**「強心ごはん」**です。

強心ごはんは、日本人に馴染みのある日本食を基本としながら、しっかり減塩し、心臓と血管を守る3大ミネラル（カリウム・カルシウム・マグネシウム）や食物繊維もとれる、心臓にやさしい食事法といえるでしょう。

強心ごはんは3大ミネラルや食物繊維の多い野菜や魚介を増やし、心臓病を招く塩分や飽和脂肪酸の多い食べ物を減らす食事法

強心ごはんは、54ジペーで説明したように、日本食のいいとこ取りをしながら、しっかり減塩するという食事法なので、食事内容は、ごはん、魚介（肉）、野菜中心の日本食のままでかまいません。ただし、次の3つのポイントに注意。

❶**減塩**……心不全や高血圧といった循環器疾患《しっかん》では、減塩はとても重要です。過度に減塩をする必要はありませんが、**1日6g未満**を目指すようにしましょう。

❷**3大ミネラル＋食物繊維を増やす**……心臓の健康には、ミネラルの摂取が欠かせません。特に重要なのは**カリウム**、**カルシウム**、**マグネシウム**の3つ。さらに、**食物繊維**の摂取が心臓病にいいというエビデンス（科学的根拠）もたくさんあります。

❸**飽和脂肪酸やコレステロールを減らす**……心臓の健康には、とる脂（油）の選択も大切。これらのとりすぎは**動脈硬化**を招くので気をつけましょう。

強心ごはんの3つのポイント

強心ごはん ポイント1　減塩

　塩分をとりすぎると、体内の塩分（ナトリウム）と水分のバランスを一定に保つために、のどが渇いて水分をたくさんとるようになる。すると血管に流れる血液量が増え、血圧が高くなる。血圧が高くなると、心臓や腎臓に負担がかかり、機能が低下する。

減塩➡1日6g 未満を目指す

※減塩を無理なく続けるコツについては63ページ参照

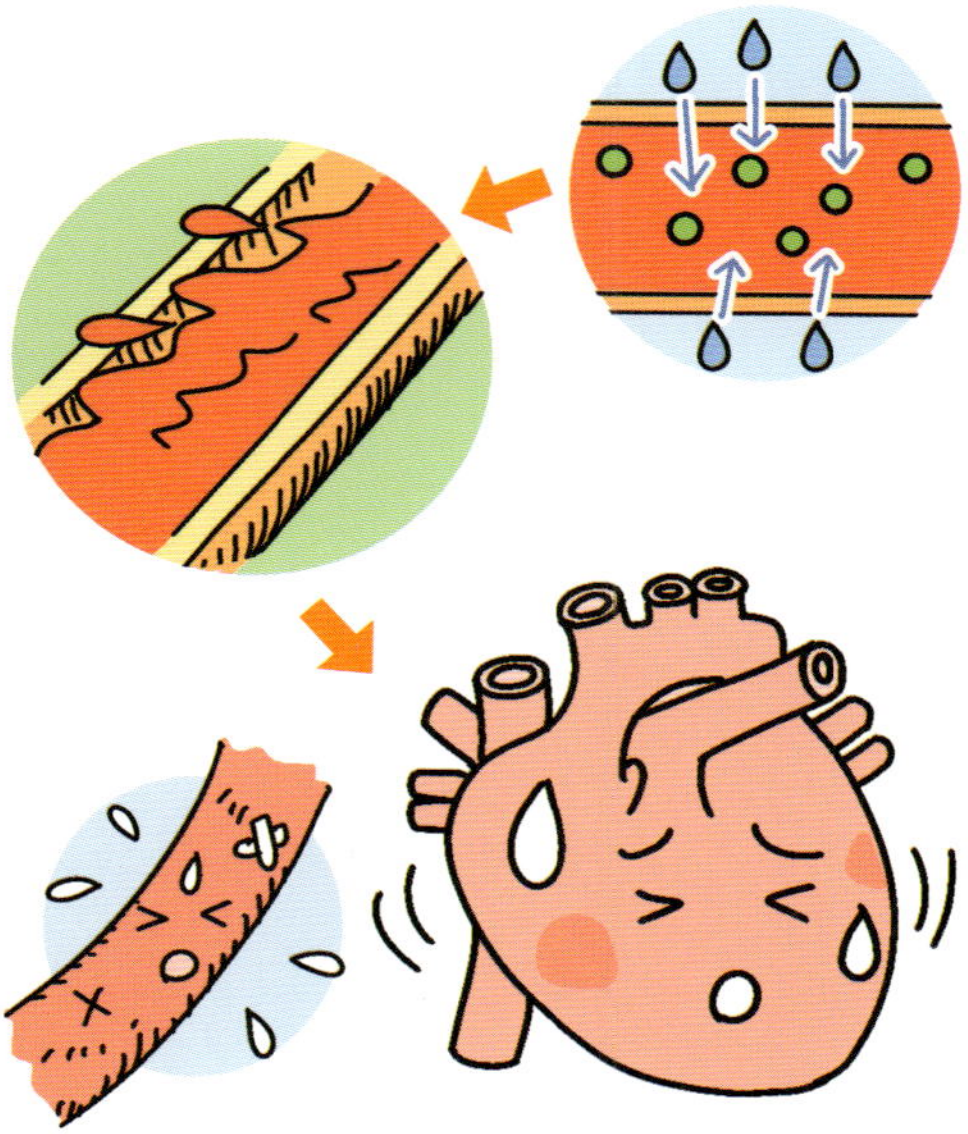

強心ごはん ポイント2　3大ミネラル＋食物繊維を増やす

　塩（ナトリウム）を排出する働きのあるカリウムをはじめ、カルシウム、マグネシウムといったミネラルと食物繊維を積極的にとる。これらは野菜や果物、魚、大豆製品などに多く含まれる。

　また、魚介や脂肪の少ない肉など良質のたんぱく質をとる。

心臓を守る3大ミネラル

カリウム　カルシウム　マグネシウム

3つのミネラルそれぞれに血圧を下げる効果があることが試験でわかっている。

※腎臓病などでカリウムの摂取制限がある人は医師に相談し、とりすぎに注意。

※ワーファリンを服用している人はビタミンKの多い緑黄色野菜や納豆（71ページ参照）はとりすぎないこと。

● 3大ミネラルの多い食品

カリウム

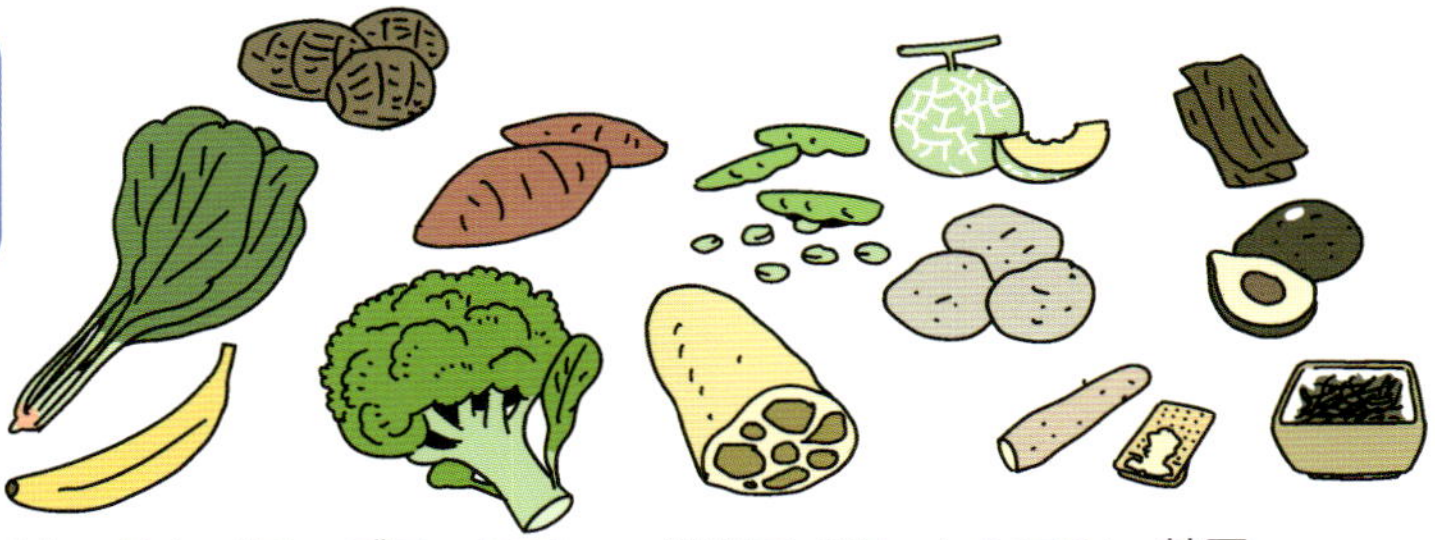

ホウレンソウ、サトイモ、ブロッコリー、サツマイモ、レンコン、枝豆、ジャガイモ、ナガイモ、アボカド、メロン、バナナ、ヒジキ、コンブなど

カルシウム

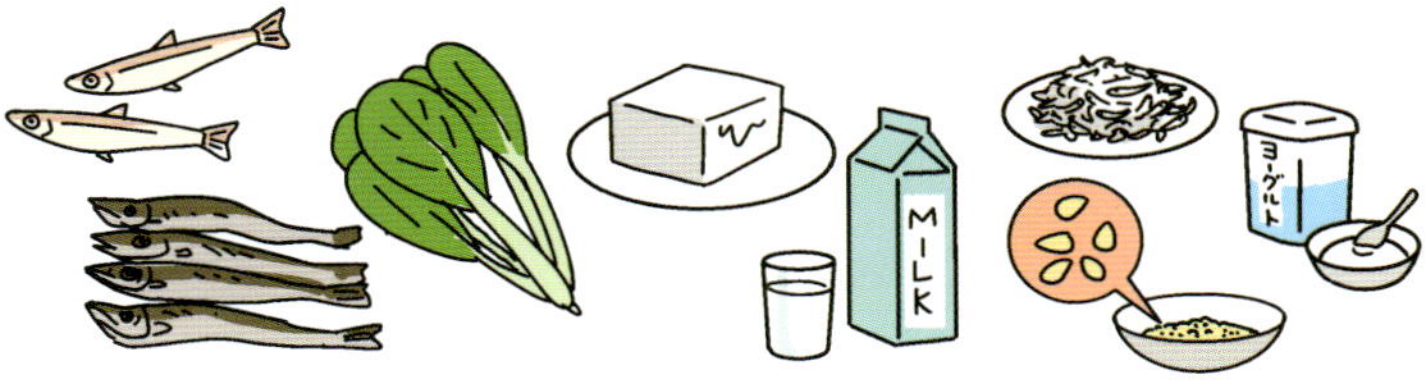

コマツナ、ワカサギ、シシャモ、豆腐、牛乳、ヨーグルト、しらす干し、ゴマなど

マグネシウム

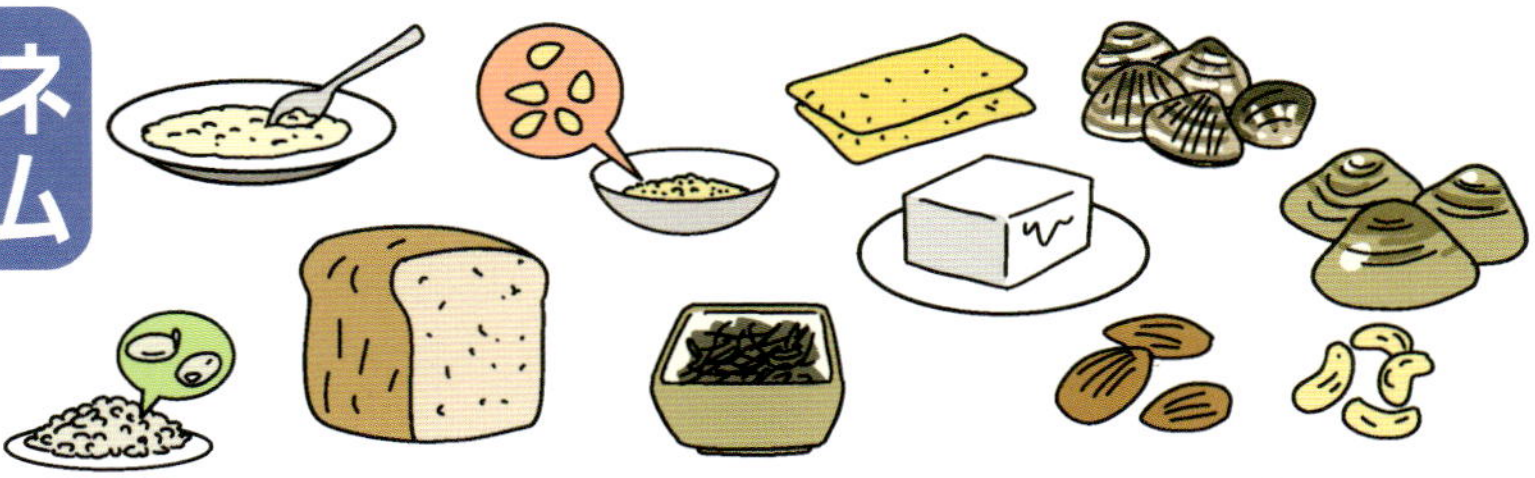

オートミール、麦芽玄米、全粒粉パン、ゴマ、ヒジキ、油揚げ、豆腐、アサリ、ハマグリ、アーモンド、カシューナッツなど

● 食物繊維の多い食品

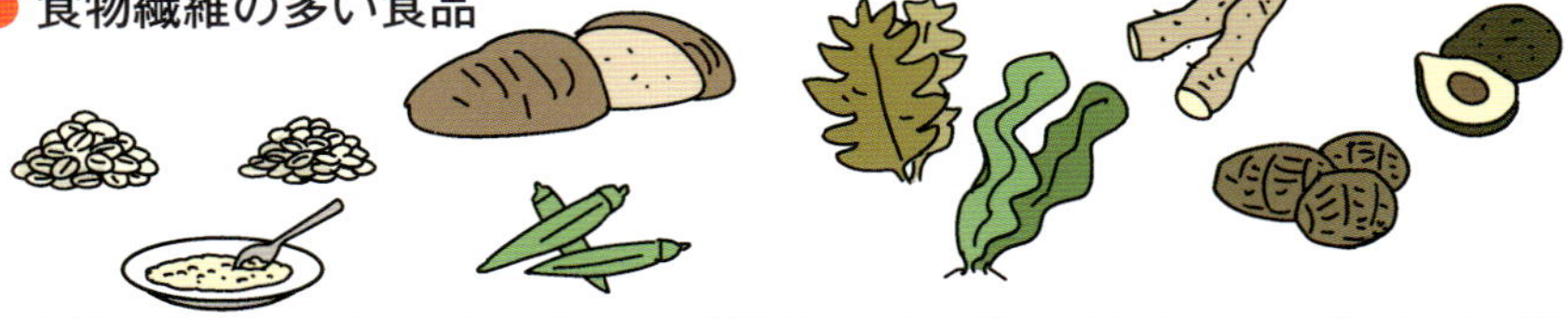

押麦、もち麦、オートミール、ライ麦パン、オクラ、ワカメ、コンブ、ヤマイモ、サトイモ、アボカドなど

強心ごはん
ポイント
3

飽和脂肪酸やコレステロールを減らす

心臓病（心血管疾患）のリスクを高める飽和脂肪酸（75㌻参照）やコレステロールの多い食品を減らす。脂肪の多い肉類や内臓類を控え、魚介、低脂肪の肉や乳製品で良質のたんぱく質を多くとる。

● 飽和脂肪酸の多い食品

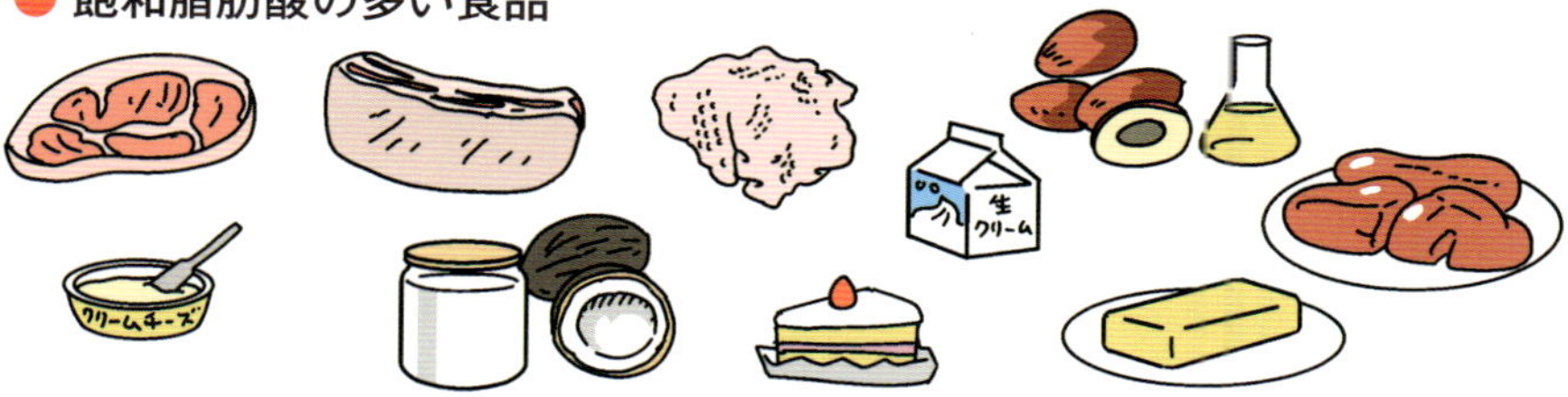

脂の多い牛肉、脂の多い豚肉、鶏皮、パーム油、生クリーム、バター、アンコウの肝、クリームチーズ、ココナッツミルク、洋菓子など

● コレステロールの多い食品

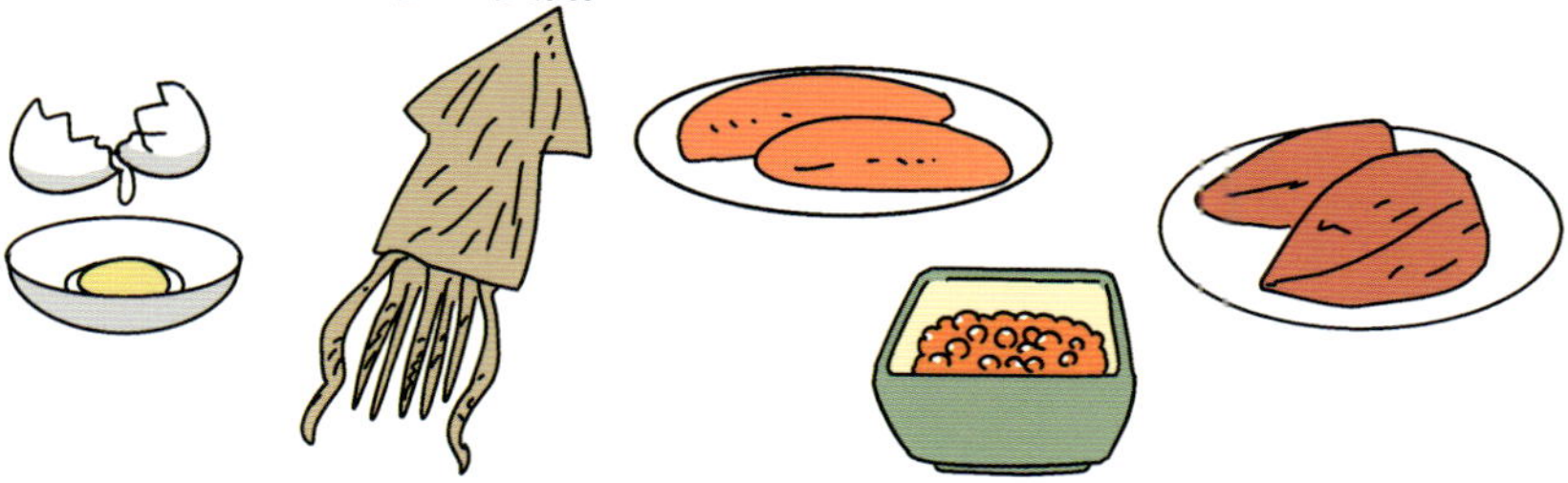

卵黄、スルメ、魚卵類（筋子、イクラ、タラコ）、内臓類（あん肝、レバー）、洋菓子（ケーキ、シュークリーム）など

● 中性脂肪を増やす糖質も少なめに

中性脂肪は狭心症や心筋梗塞のもととなる動脈硬化を招く。余分な中性脂肪を減らすのにいちばん簡単な方法は糖質の摂取を抑えること。ふだんから糖質のとりすぎには気をつけよう（第５章も参照）。

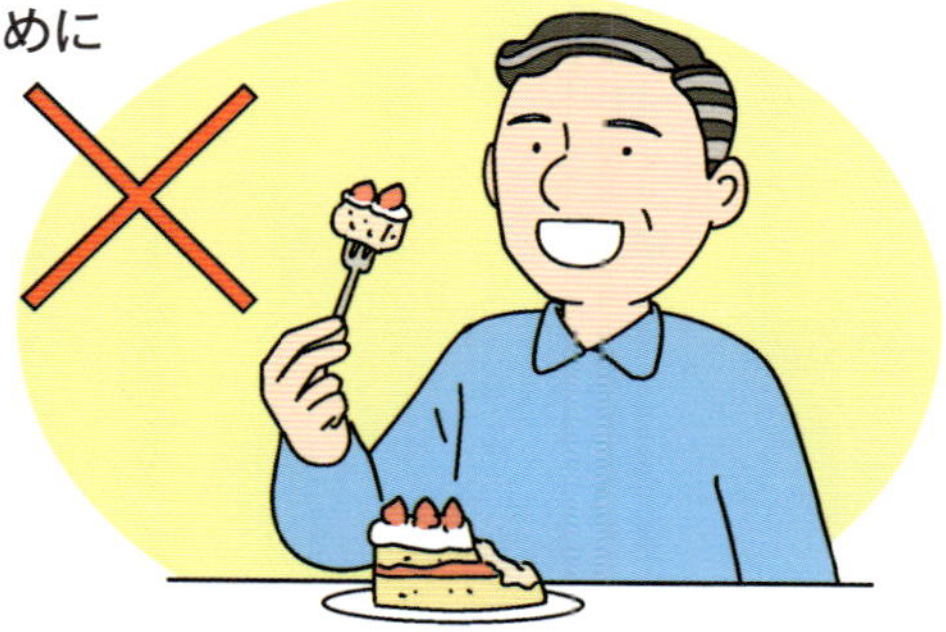

強心ごはんは米国立衛生研究所が臨床試験に基づいて開発した食事療法をベースにした食事法で心臓病や脳卒中にも効果大

心臓の病気を改善し、健康な状態に保つために最も重要なことの一つが血圧の管理です。高血圧は知らぬまに心臓病を発症・悪化させるサイレント・キラーであり、放置すれば命にかかわります。

血圧を下げる食事法として、その効果が科学的にしっかりと裏付けられた食事法に**DASH《ダッシュ》食**というものがあります（※）。DASH食は、米国立衛生研究所の一つである国立心肺血液研究所が提唱した食事療法で、**高血圧の改善効果にかんして豊富なエビデンス（科学的根拠）のある食事法**です。日本高血圧学会の「高血圧治療ガイドライン（2019）」や日本動脈硬化学会の「動脈硬化性疾患《しっかん》予防ガイドライン2022年版」にも降圧のための食事法として掲載され、臨床現場で利用されています。

伝統的な日本食は、ミネラルや食物繊維が豊富で、多価不飽和脂肪酸（75ジペー参

※ DASHとはDietary Approaches to Stop Hypertension（高血圧を防ぐ食事療法）の略称。

照）の多い魚を多くとるなど、栄養面ではDASH食に近い食事法です。これに減塩がしっかり加われば、DASH食同様の効果が得られると考えられます。なお、DASH食にはかなりの量のナッツやピーナッツバターをとるといった内容があり、日本人の食事に合わない部分もあります。これらには大豆食品などに変更しても同様の効果が期待できるでしょう。実際、日本人の食事に合わせたDASH食による試験も行われており、血圧降下や血清脂質の低下などの効果が確認されています。

DASH食の効果については、数多くの研究結果が報告されています。DASH食の長期的な影響を調べたイランのイスファハン医科大学の研究では、**心血管疾患のリスクが20%減、冠動脈疾患のリスクが21%減、心不全のリスクが29%減、脳卒中のリスクが19%減**と、心臓や脳の病気のリスクを軒並み軽減することが明らかになっています。また、**減塩した日本食の食事パターンで、冠動脈疾患による死亡リスクが約20%低下した**という研究結果もあります。

強心ごはんは、伝統的な日本食をベースに、DASH食と同様の3つのポイント（56ジペー参照）を守るという食事法であり、いわば日本版DASH食です。ですから、心臓や血管の健康維持に十分役立つといえるでしょう。

出典1：Hypertens Res 2016;39:777-85　出典2：J Atheroscler Thromb 2020;29:152-73
出典3：Nutrition,Volume 29, Issue 4, April 2013, 611-618
出典4：Br J Nutr 2009;101:1696-705

強心ごはんは野菜や魚の多い日本食の献立から塩分や飽和脂肪酸などを減らせばよく、理想は1980年頃の日本食

減塩した日本食は健康にいいと説明してきましたが、ここでいう日本食とは、1980年頃の日本食のことです。左図はP（たんぱく質）、F（脂質）、C（炭水化物）を図示した**PFCバランス**のグラフ（※）ですが、**昔は炭水化物が多すぎで、近年は脂質をとりすぎています。**煮物などの野菜や焼き魚などの魚介が多く、脂の多い肉類が少なかった**1980年頃の食事を減塩すれば、強心ごはんが目指す栄養バランスに近づきます。**

PFCバランスの推移

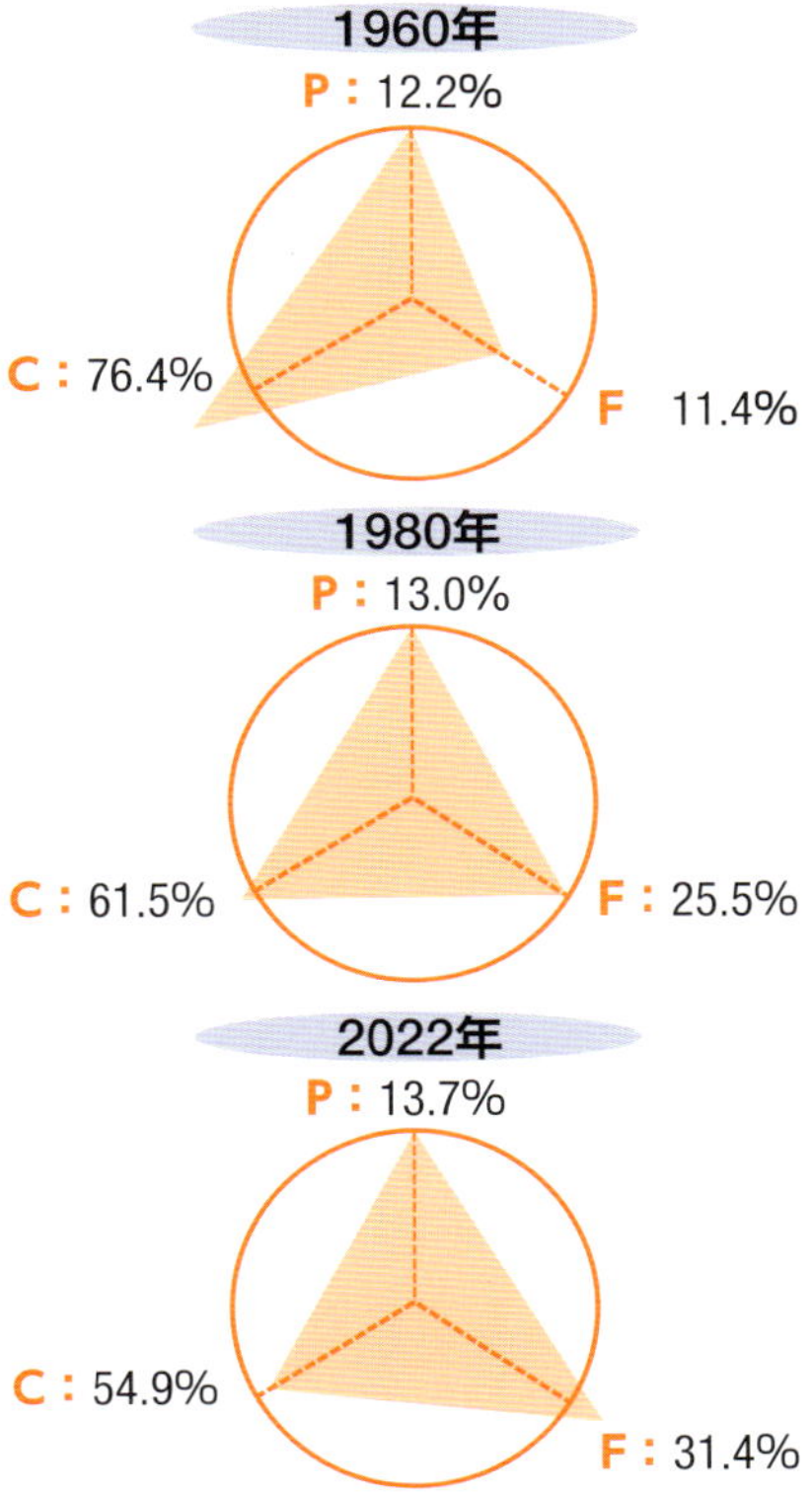

※ 理想のバランスはP：13～20%、F：20～30%、C：50～65%／農林水産省「食料需給表」より改変。

心臓病のリスクを高める飽和脂肪酸は肉だけでなく洋菓子類にも多く、糖質の塊といえるソフトドリンクなどもとりすぎに注意

飽和脂肪酸は、**牛脂など肉類の脂身**に多いとされていますが、**パーム油**や**高脂肪の乳製品**などにも含まれています。肉の食べすぎは心臓によくないと思っている人は多いと思いますが、意外に盲点なのがケーキなどの**洋菓子**です。**生クリーム**や**クリームチーズ**などを使ったお菓子や料理の食べすぎにも注意しましょう。

また、第5章でもくわしく説明しますが、心臓病などの循環器疾患《しっかん》で注意しなくてはいけないのが動脈硬化。そして、**動脈硬化を引き起こすきっかけとなるのが過剰に増えた中性脂肪**です。中性脂肪を増やす元凶は、**お酒**や**糖質**です。糖質は体の重要なエネルギー源ですが、とりすぎると肝臓で処理しきれなくなり、中性脂肪となって血液中を流れ、動脈硬化を引き起こします。糖質では、特に**ソフトドリンク**の飲みすぎに注意しましょう。５００㎖ボトル１本で、ドーナツ２個分近い糖質が含まれているものもあるからです。

心不全・不整脈・心筋梗塞など心臓病の人に必要な減塩がつらくなく長続きする「減塩の秘訣10」

強心ごはんの食事スタイルは、減塩した日本食（1980年頃）をイメージするとわかりやすいと説明しました。しかし、もともと塩をたくさん使う日本食で減塩するのは意外と大変なことです。**日本食（和食）の塩分は洋食のおよそ1・5倍**といわれています。塩味がきいていないと、どうしても物足りない味になってしまうのが難点です。

減塩するうえで注意を払わなければならないのが、**調味料**です。最近は減塩タイプも多くなりましたが、それでも調味料の使いすぎは塩分過多の大きな要因となります。**塩**や**しょうゆ**に気を使うことは多いと思いますが、**だしの素**などにも塩分が多いので要注意です。また、**ベーコンなどの加工肉**などにも塩分が含まれているので、食品表示をよく確認しましょう。64ジペーに減塩の物足りなさを補う方法や、長続きするコツをまとめましたので、ぜひ参考にしてください。

減塩の秘訣10

❶減塩・低塩の調味料を使う
❷うま味を活用する
❸酸味を活用する
❹香辛料や香味野菜を利用する
❺野菜をたっぷりとる
❻塩味・味つけを食材の表面につける
❼１週間のトータルで塩分量を調整する
❽風味をつけた油でコクを出す
❾焼いて香ばしさをつける
❿しょうゆやソースは「かける」より「つける」

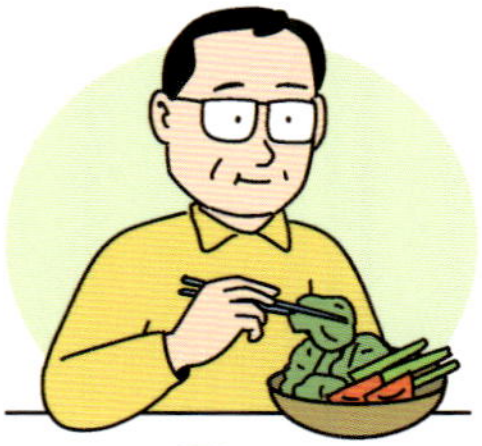

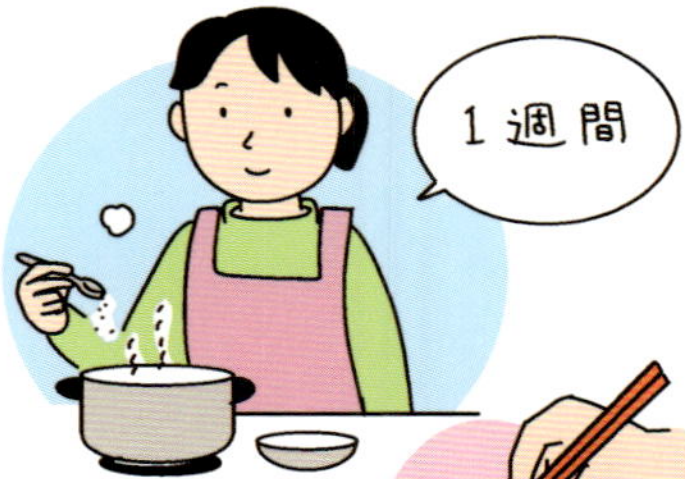

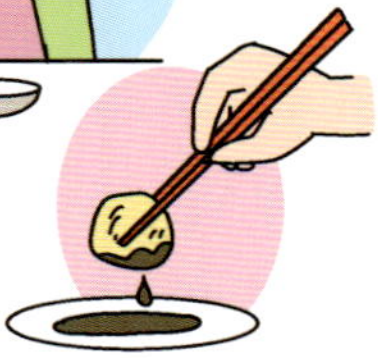

調味料に含まれる塩分量の目安一覧

食品名		目安量（g）	食塩含有量（g）	食品名		目安量（g）	食塩含有量（g）
食塩	小さじ1	6	6	ポン酢しょうゆ	小さじ1	6	0.5
	大さじ1	18	17.9		大さじ1	18	1.3
濃口しょうゆ	小さじ1	6	0.9	ウスターソース	小さじ1	6	0.5
	大さじ1	18	2.6		大さじ1	18	1.5
薄口しょうゆ	小さじ1	6	1.0	中濃ソース	小さじ1	6	0.3
	大さじ1	18	2.9		大さじ1	17	1.0
みそ	小さじ1	6	0.7	トマトケチャップ	小さじ1	6	0.2
	大さじ1	17	2.1		大さじ1	18	0.5
和風だしの素	小さじ1	3	1.2	和風ノンオイルドレッシング	小さじ1	5	0.4
	大さじ1	10	4.1		大さじ1	15	1.1

※ 日本食品標準成分表2020年版（八訂）より作成。

心不全による呼吸困難で入院したが退院後は強心ごはんと散歩でBNP100以下を維持し再入院もなく坂道も平気

BNPの目安

(pg/mL)

BNP	NT-proBNP	
0～	0～	心不全の可能性は極めて低い
18.4～	55～	心不全の可能性は低いが可能ならば経過観察
35～	125～	前心不全（心臓機能障害があるが心不全の症状や兆候がない）、または心不全の可能性がある
100～	300～	心不全の可能性が高い
200～	900～	近い将来に心不全悪化による入院などの必要性が生じる高リスク心不全である可能性が高い

BNPとは、心臓から分泌されるホルモンのこと。心臓への負担が大きいほど多く分泌されるため、心不全の症状を調べる指標となっている（NT-proBNPの場合はBNPより4～5倍高い値を示す）。

心不全が疑われると、病院では胸部X線検査、心電図検査、心エコー（心臓超音波検査）、血液検査などを行います。血液検査では**BNP（脳性ナトリウム利尿ペプチド）**という物質の量を測定して、心臓がどれだけ弱っているかを調べます。BNPの値が高いほど、心不全が悪化していることを示します（上の表参照）。

心不全で入院した田中正敏《たなかまさとし》さん（仮名・75歳）の場合、初めの検査では**BNPが2000を超え、胸水もたまった状態**でした。胸水除去と薬物療法を行い、BNPが200～300まで下がったところで退院。そのさい、軽い運動とともに、食事は減塩とミネラルなどの栄養をしっかりとる**「強心ごはん」**を心がけるように指導しました。心不全は退院後に悪化して再入院になる患者さんが多いのですが、食生活をしっかり管理した田中さんは、その後**BNPが100以下に下がり、再入院もなく、呼吸困難やむくみなどの症状も現れなくなりました**。以前はちょっと歩いただけで息切れや動悸《どうき》に襲われ、おなかが張って息苦しく、横になって眠ることができなかったと訴えていましたが、強心ごはんと散歩などの運動を続けることで、今では**坂道や階段でも息切れせず元気に上れる**ようになり、**旅行も楽しめる**ようになったそうです。

上村幸子《うえむらさちこ》さん（仮名・80歳）の場合は、**弁膜症による心不全**がかなり悪化して**心拡大**（心臓が大きくなること）が進み、**心胸比が78％**になっていました。心胸比とは、胸の幅に対する心臓の幅の比率（50％未満が正常）であり、かなり心拡大が進んだ状態でした。上村さんはしょっぱいものが好物らしく、かなり塩分過多の食生活でした。

そこで、弁膜症の手術を行い、退院後も薬物療法や運動療法とともに**強心ごはん**をきちんと守るように指導したところ、指示を守った上村さんの症状は日に日によくなり、**1年後には心胸比が正常に戻るまで回復**しました。

動悸がしたり脈が乱れたりする不整脈は自律神経を整える栄養をとり、心臓を刺激する食品をさける「脈正しごはん」で改善

不整脈は、心疾患《しっかん》や高血圧などで心臓への負担が大きくなると現れやすくなります。そのため、不整脈を防ぐ食事法「脈正しごはん」は、心臓を守り強くするということで、基本的には「強心ごはん」（54ページ参照）と同様の食事をとるようにします。

それに加えて、不整脈対策としては、自律神経を整える食事を心がけるようにしましょう。というのも、不整脈は自律神経と密接な関係があるからです。

自律神経には活動時に優位になる交感神経と休憩時に優位になる副交感神経があり、この2つがバランスよく働いているときには問題ありませんが、ストレスや過労、睡眠不足などで交感神経優位の状態が続くと心臓への負担が大きくな

脈正しごはんのポイント

- **基本は「強心ごはん」**
  減塩・3大ミネラル・体にいい油など
- **自律神経を整える食事**
  セロトニンを増やす食べ物など
- **アルコールやカフェインを控える**
  お酒、エナジードリンク、コーヒーなど

り、不整脈が起こりやすくなります。不整脈を防ぐには、ストレスなどの要因を排除するとともに、自律神経を整えるのに役立つ食べ物もとるようにします。

イライラやストレスを解消して自律神経を整えるには、幸せホルモンと呼ばれる「セロトニン」という神経伝達物質が役立ちます。セロトニンは腸や脳で合成されるホルモンで、これを作るためには、必須アミノ酸である**「トリプトファン」**が必要不可欠といわれています。トリプトファンは体内で生成できない成分であるため、食事から摂取する必要があります。トリプトファンは、**カツオ**や**マグロ**などの**魚**、**豆腐**や**みそ**などの**大豆製品**に多く含まれています。

また、セロトニンの合成には**ビタミンB_6**や**炭水化物**などの材料が必要です。ビタミンB_6は、**サンマ**や**カツオ**、**マグロ**などの**魚**、**バナナ**、**赤身肉**、**鶏のささみや胸肉**などに多く含まれています。なお、ビタミンB_6はレバーにも多く含まれていますが、コレステロールが多いのでとりすぎに注意しましょう。

さらに、**不整脈の誘引となる食べ物をさけること**も大切で、**最も気をつけたいのがお酒です**（72ページ参照）。ほかには、**カフェイン**を含む**コーヒー**や**エナジードリンク**など。コーヒーは少量であればリラックス効果がありますが、飲みすぎると交感神経を刺激するので、自分に合った量を楽しむようにしましょう。

心臓が小刻みに震えけいれんする心房細動にはオレイン酸の多いオリーブオイルが効き発症リスクが低下すると試験で判明

心房細動とは、心房内で電気的興奮が旋回し、心房が1分間に400~600回という速さで小刻みに震えるけいれん状態のことです。最悪の場合、命にかかわる危険のある不整脈ですが、スペインのナバラ大学の研究によると、**オリーブオイルを積極的にとることで、心房細動の発症率が抑えられる**と報告されています。研究では、オリーブオイルを多用する「地中海食」（地中海沿岸の国々の伝統料理で健康にいいとされる）を中心としたオリーブオイルを積極的にとる群と、ナッツ類を積極的にとる群、低脂肪食をとる群（対照群）の3群を、約5年間にわたり追跡。その結果、**オリーブオイル群は、対照群よりも心房細動の発症数が38％も有意に低下**したそうです。

オリーブオイルに多く含まれるオレイン酸には、悪玉コレステロールを下げる作用があるといわれているので、それが関係しているのかもしれません。

 出典：Circulation. 2014 Jul 1;130(1):18-26

血圧が高いと心臓に負担がかかり期外収縮や心房細動などの不整脈を招くため高血圧の原因となる塩分は1日に6g未満に抑えよ

心臓の病気や不調の改善には減塩がとても大切であるということは、この章の最初で紹介した強心ごはんでも説明しました。不整脈の場合でも、塩分のとりすぎはさけるようにしましょう。塩分を摂取しすぎると、血管を流れる血液量が増えて高血圧を招き、心臓に負担をかけます。さらに、体内の電解質イオンのバランスが乱れることでも不整脈が起こりやすくなります。

体内にはナトリウムやカリウム、カルシウムといった電解質があり、心臓の心筋細胞の動きを助けています。これらの**電解質のバランスに異常が生じると、心臓が規則正しく動かなくなり、不整脈が起こりやすくなるのです**。

ナトリウム（塩分）はとりすぎても不足しても心臓の不調を招きます。過度の減塩は必要ありませんが、**1日の塩分摂取量は6g未満**に抑えるようにしましょう。減塩のコツについては63ﾍﾟｰｼﾞを参照してください。

ワーファリンなどの抗凝固薬を服用している人は納豆などビタミンKを含む食品の摂取は要注意で医師とよく相談しよう

心房細動など血液が固まって血栓ができやすい病気では、**ワーファリン**という薬が処方されることがあります。ワーファリンは血液中の凝固成分を増やす**ビタミンK**の働きを阻害し、血液を固まりにくくして血栓ができるのを防ぐ薬です。そのため、**ワーファリンを飲んでいる人は、ビタミンKを多く含む食品の多量摂取は控える必要があります**。ビタミンKを多く含む食品は、**モロヘイヤ**や**ホウレンソウ**、**ブロッコリー**などの**緑黄色野菜**や**納豆**です。納豆は、それ自体に含まれるビタミンKは少ないのですが、納豆に含まれる納豆菌が腸内でビタミンKをたくさん合成するため、禁忌とされているのです。

なお、ワーファリンの効果にはかなり**個人差**があり、どのくらいの影響があるかは一概にはいえません。**どうしても納豆を食べたい人は、薬をかえてもらったり、少量摂取なら可能かどうか主治医と相談したりするといいでしょう**。

心房細動にお酒は厳禁で週にビール300mL相当のアルコール量が増えるごとに発症リスクが8%も増加

飲酒と心房細動の発症リスク

● 飲酒量と心房細動の起こりやすさの関係

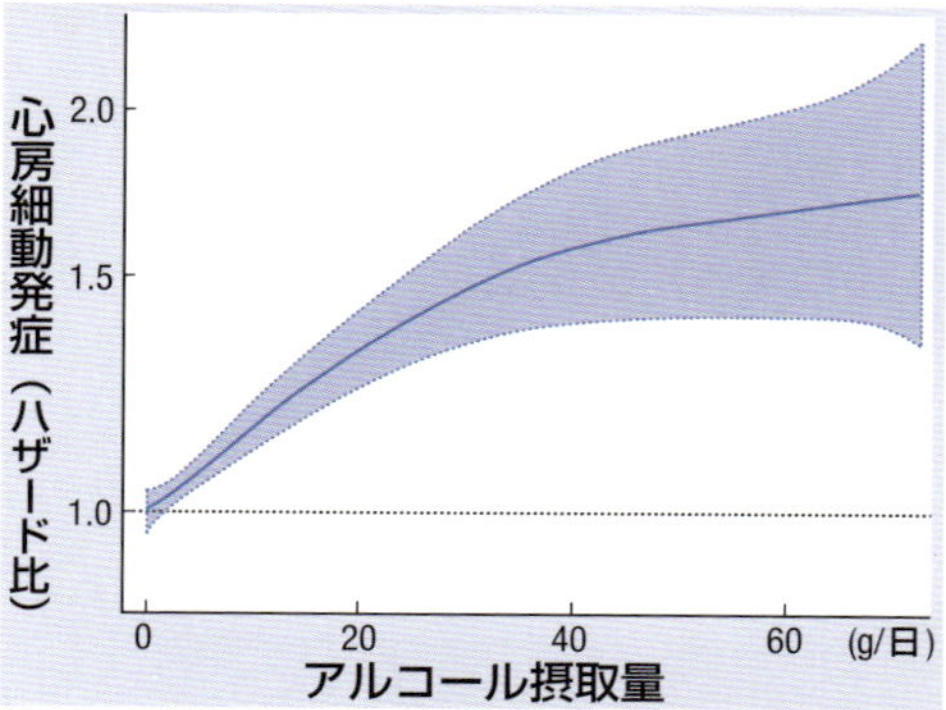

Eur Heart J 2021.1.13 オンライン版

欧州5ヵ国の約10万例のデータから、飲酒は心房細動の危険因子であることがわかった。

不整脈を起こしやすい食品の代表は、お酒です。実際、休日のお酒の飲みすぎが原因で週末や週明けに不整脈を起こす人も多く、**「ホリデーハート症候群」**と呼ばれています。

特に、心房細動は飲酒量と深い関係にあることが明らかになっています（上のグラフ参照）。

また、韓国の高麗大学校の研究では、**1週間に摂取する純アルコール量が12g（ビール300mL相当）増えるごとに、心房細動のリスクは8%増加**すると報告されています。

お酒を飲んでいて心房細動のある人は、断酒することをおすすめします。

第5章

心臓を養う血管の
動脈硬化を防ぎ
心筋梗塞・狭心症を
予防する
「血管強化ごはん」

杉 薫 東邦大学医学部名誉教授・
小田原循環器病院病院長

栗原 毅 元東京女子医科大学教授・
栗原クリニック東京・日本橋院長

心筋梗塞などの冠動脈疾患の予防には摂取する油の取捨選択が非常に重要でおすすめは学会も推す「血管強化ごはん」

誰でも年を取ると動脈硬化が進み、冠動脈疾患《しっかん》（狭心症・心筋梗塞《こうそく》など）の発症リスクが高くなります。**心筋（心臓を構成する筋肉）に酸素や栄養を送る冠動脈の老化を抑えるためには、食事での油のとり方を改める必要があります。**

日本動脈硬化学会「動脈硬化性疾患予防ガイドライン2022年版」によると、動脈硬化性疾患（心臓病、脳卒中など）の予防には、**禁煙**、**減酒**とともに食生活の見直しによる**血清脂質（血液中に含まれている中性脂肪やコレステロールなど）の改善**が推奨されています。血清脂質の改善には、油の摂取量を減らすだけでなく**油の取捨選択**が重要になります。具体的には、**飽和脂肪酸（脂身などの動物性脂肪）を不飽和脂肪酸（食用油、魚油など）に置きかえる**ことです。

第5章では、油のとり方の見直しを中心とした食養生によって冠動脈疾患を防ぐ**「血管強化ごはん」**について説明します。

（杉　薫）

血管強化ごはんは心臓に悪い飽和脂肪酸を減らし多価不飽和脂肪酸を増やすだけでよく心血管疾患のリスクが21％減

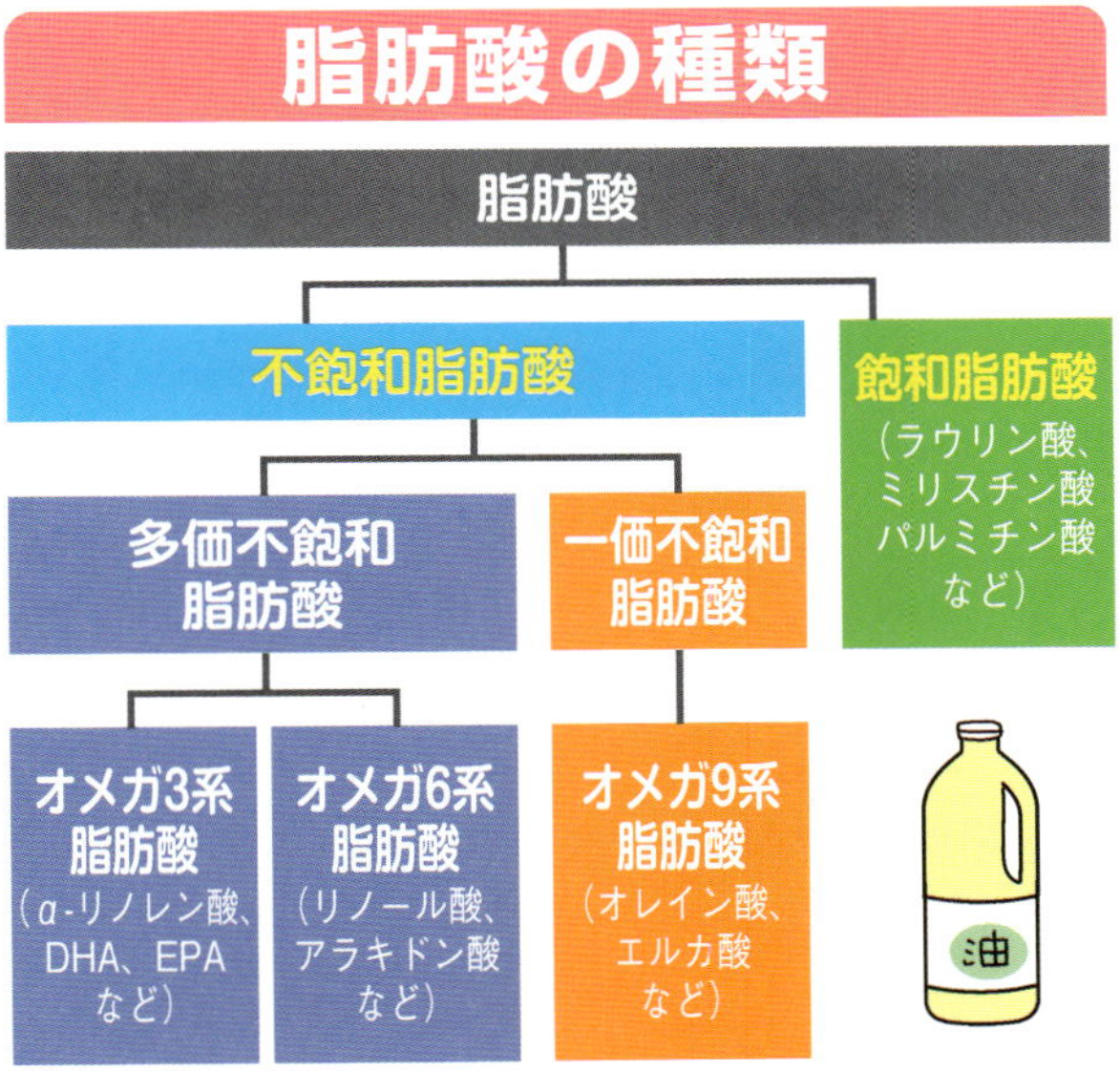

ひと口に油といっても、油の構成成分である**脂肪酸**は**「飽和脂肪酸」**と**「不飽和脂肪酸」**に大別されます。飽和脂肪酸は肉の脂身や乳製品などの動物性脂肪に多く含まれている脂肪酸で、不飽和脂肪酸はサラダ油などの食用油や魚油などに多く含まれている脂肪酸です。なお、不飽和脂肪酸は**「一価不飽和脂肪酸」（オメガ9系脂肪酸）**、**「多価不飽和脂肪酸」（オメガ3系脂肪酸、オメガ6系脂肪酸）**に分かれます。

　動物性脂肪に多い飽和脂肪酸のとりすぎは、血清脂質が増えて血液がドロドロになり、動脈

油などに含まれる脂肪酸の割合

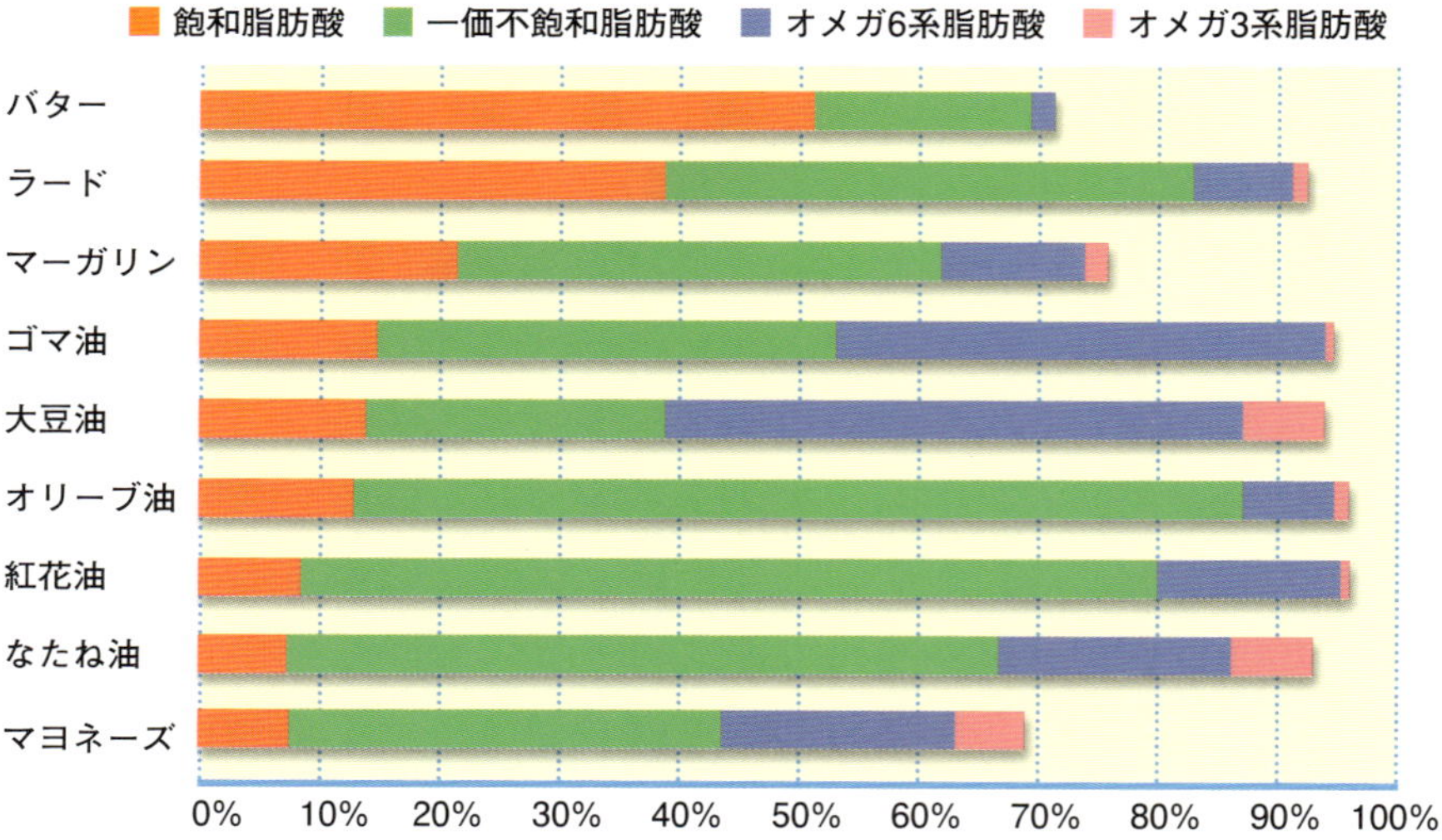

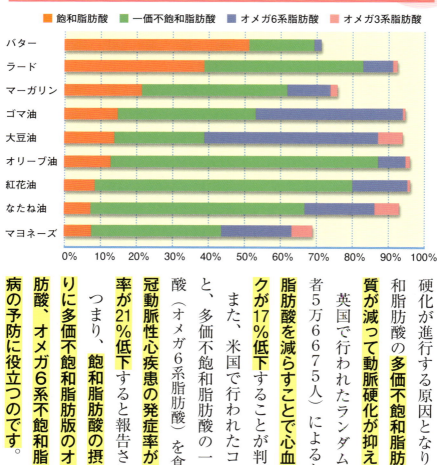

硬化が進行する原因となります。一方、不飽和脂肪酸の**多価不飽和脂肪酸をとると血清脂質が減って動脈硬化が抑えられる**のです。

英国で行われたランダム化比較試験（対象者5万6675人）によると、**食事中の飽和脂肪酸を減らすことで心血管疾患《しっかん》の発症リスクが17%低下**することが判明しました。

また、米国で行われたコホート研究によると、多価不飽和脂肪酸の一つであるリノール酸（オメガ6系脂肪酸）を食事でとった人は、**冠動脈性心疾患の発症率が15%低下し、死亡率が21%低下**すると報告されています。

つまり、**飽和脂肪酸の摂取を減らし、代わりに多価不飽和脂肪版のオメガ3系不飽和脂肪酸、オメガ6系不飽和脂肪酸をとれば心臓病の予防に役立つのです**。

（杉 薫）

出典1：Cochrane Database Syst Rev. 2020 Aug 21;8(8):CD011737
出典2：Circulation. 2014 Oct 28;130(18):1568-78

心筋梗塞や狭心症に効果のある油は魚油に多い多価不飽和脂肪酸のEPAで、1日4gとれば心血管疾患が25％も低下

多価不飽和脂肪酸の摂取は心臓病を退けることに役立ちます。２種類ある多価不飽和脂肪酸のうち積極的にとったほうがいいのは、オメガ３系脂肪酸のほうです。特に、**魚に多いオメガ３系脂肪酸の「ＥＰＡ」（エイコサペンタエン酸）は、心筋梗塞《こうそく》や狭心症の予防に有効**であることがわかっています。

米国のある研究では、中性脂肪が高く薬物治療を受けている人（対象者８１７９人）をＥＰＡ製剤（１日２g×２回）を飲む群、飲まない群に分け、４・９年（中央値）にわたり追跡調査しました。その結果、**ＥＰＡ製剤を飲んだ群は、飲まなかった群に比べて心血管疾患《しっかん》の発症、死亡のリスクが25％低下**していたのです。

通常、日本人の食生活でオメガ６系脂肪酸が不足することはありませんが、オメガ３系脂肪酸を多く含む食品は限られているので意識的にとる必要があります。ＥＰＡの多い**サバ**、**イワシ**、**サンマ**などの魚を積極的にとりましょう。

（杉　薫）

出典：N Engl J Med. 2019 Jan 3;380(1):11-22.

「獣肉類と加工肉の摂取は1日100g以下」「トランス脂肪酸をさける」「糖質を減らす」など血管強化ごはんのやり方

では、心臓病の予防に有効な「血管強化ごはん」のやり方を、4つのポイントに分けて具体的に説明しましょう。

❶減塩日本食が食事の基本

洋食化が今ほど進んでいなかった1980年代まで、日本における冠動脈疾患《しっかん》の死亡率は欧米に比べて極めて低率でした。その理由は肉、油脂、乳製品の摂取量が少なく、米、大豆、魚の摂取量が多い日本食型の食事パターンにあると考えられています。また、国内で行われたコホート研究では、**減塩に留意した日本食をとることで心血管疾患による死亡リスクが約20%下がる**こともわかっています。こうした事実を踏まえて、血管強化ごはんは**減塩日本食**を基本にします。

減塩日本食では、**米（できれば未精製の玄米など）を主食**とし、おかずに**大豆・大豆製品**、**魚**、**緑黄色野菜**、**海藻**、**キノコ**、**コンニャク**、**果物**を取り入れて**塩分**

出典1：Am J Clin Nutr. 1989 May;49(5):889-94
出典2：Br J Nutr. 2009 Jun;101(11):1696-705

増やす食品、控える食品

● 増やす食品

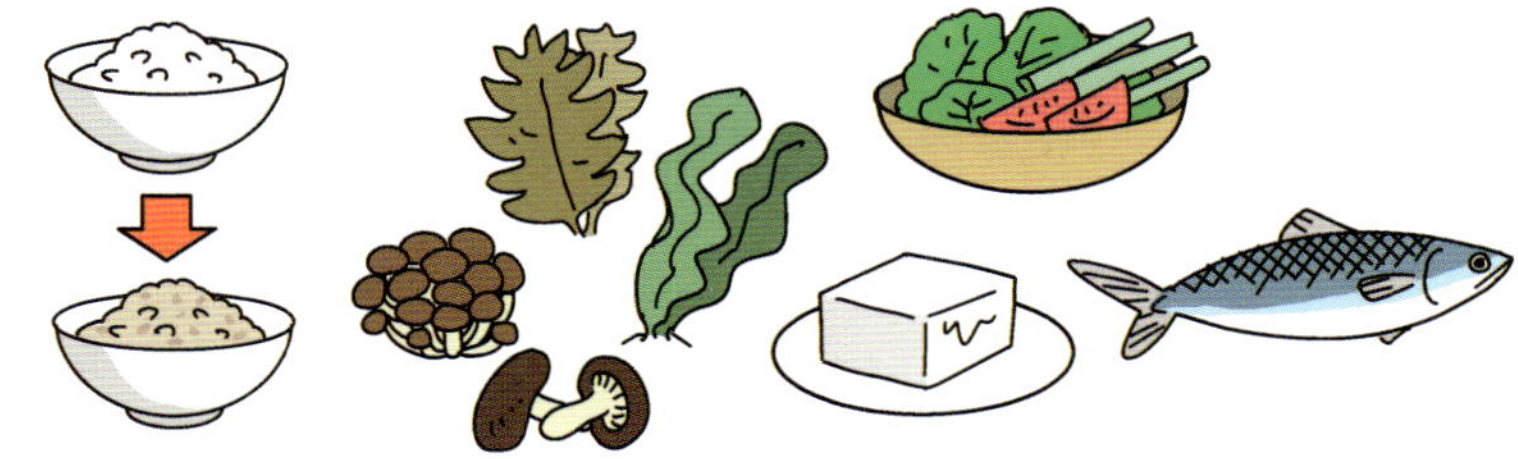

➡ 未精製穀類（玄米・ソバなど）、大豆・大豆製品（豆腐など）、魚、緑黄色野菜、海藻、キノコ、コンニャク、果物など

● 控える食品

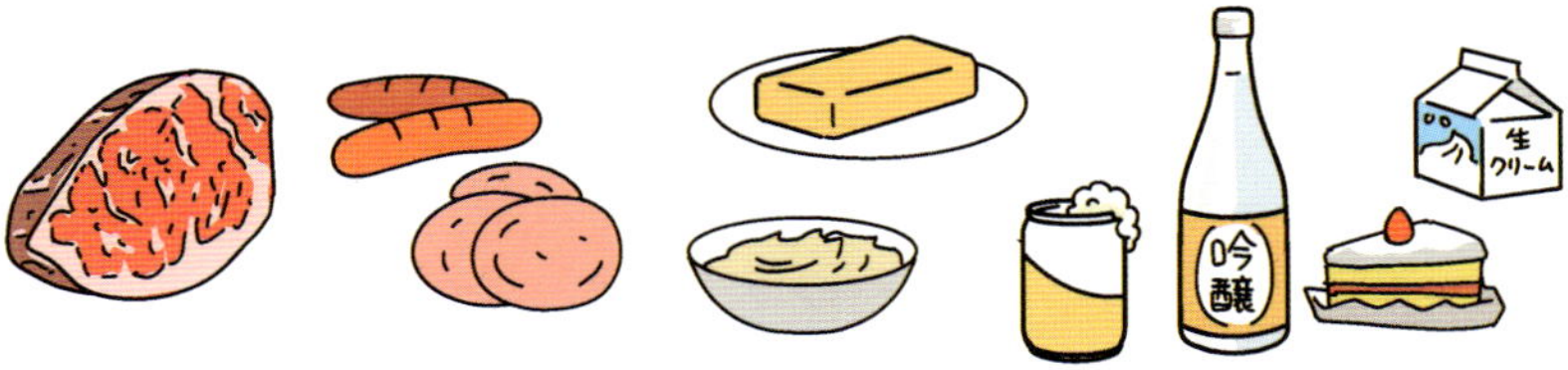

➡ 脂身の多い肉（霜降り肉・鶏皮など）、肉加工品（ハム・ソーセージなど）、ラード、バター、生クリーム、菓子類、甘味飲料、多量のお酒など

の摂取量は1日6g未満を目安とします。

❷飽和脂肪酸の多い食品を不飽和脂肪酸の多い食品にかえる

肉の脂身、ラード、バター、生クリームといった飽和脂肪酸の多い食品は摂取を控えます。主菜のおかずは、肉ではなく多価不飽和脂肪酸の**EPAが多い魚**を選ぶようにしましょう。

獣肉類の摂取量は、健康な人なら1日当たり100g以下、糖尿病の人は同20g以下が目安になります。

糖尿病の人は、1日に20gを超える獣肉類を食べると心血管疾患の発症リスクが約3倍に上昇するという研究報告があるので注意してください。

❸トランス脂肪酸をさける

脂肪酸には、75ページの図の分類以外に**トランス脂肪酸**というタイプがあります。トランス脂肪酸は、天然の肉や乳製品、卵黄にも含まれていますが、工業的に作られたマーガリン、ファットスプレッド、ショートニングに多く含まれています（最近は低減された製品が増えている）。

トランス脂肪酸のとりすぎは健康面にマイナスで、カナダで行われた研究によると、トランス脂肪酸のとりすぎで**冠動脈疾患による死亡リスクが約28％も上昇**すると報告されています。現在は企業努力で含有量が減り、日本人の食生活であれば摂取量に問題はありませんが、脂質に偏った食事はさけましょう。

❹糖質の摂取量を減らす

糖質をとると、すぐに体のエネルギーとして消費されますが、使いきれなかった分は**中性脂肪**となって血液中に残ります。**中性脂肪が増えると動脈硬化が進みやすく、心臓病を発症するリスクも高くなります**。主食のごはんは腹八分目を目安とし、糖質をとりすぎないようにしてください。

（杉 薫）

出典1：Eur J Nutr. 2019 Feb;58(1):281-290
出典2：BMJ. 2015 Aug 11:351:h3978

症例報告

間欠性跛行が現れるほど進んだ動脈硬化が血管強化ごはんで改善し旅行やハイキングも楽しめた

私の外来を受診した菊地《きくち》剛志《つよし》さん（68歳・仮名）は、**息苦しさとともに間欠性跛行《はこう》**（細切れにしか歩けなくなる症状）を訴えていました。聞くと、**100mくらいしか続けて歩くことができず、息切れもひどくて困っている**といいます。

そこで、ＡＢＩ（足関節上腕血圧比）検査を実施。これは足首と上腕の血圧比を調べる検査で、下肢動脈の閉塞《へいそく》（詰まり）の有無や、全身の動脈硬化の度合いがわかります。検査の結果、左足の動脈に高度の狭窄《きょうさく》が見つかりました。診断名は**末梢《まっしょう》動脈疾患《しっかん》（PAD）**。この病気は冠動脈疾患を合併することが多く、息苦しさの訴えはその兆候の可能性がありました。

すぐに抗血小板薬による薬物治療を開始し、食事療法として**血管強化ごはん**を行った菊地さん。こってりした肉料理が大好きということですが、**刺身や煮魚をおかずにした減塩日本食**に切り替えたそうです。すると、**治療開始から3ヵ月で間欠性跛行が改善**。徐々に**長い距離を歩ける**ようになり、**半年後には旅行やハイキングを楽しめるようになった**のです。

（杉 薫）

高血圧や脂質異常を防ぎ心筋梗塞や狭心症などの心血管疾患リスクを約4割、脳卒中を約3割も下げる「高カカオチョコ」

心筋梗塞《こうそく》や狭心症を防ぐためには、生活習慣病を防ぎ、動脈硬化の進行を抑える食品を積極的にとることが大切です。

そこで、おすすめしたいのが**「高カカオチョコ」**です。高カカオチョコは、カカオの含有率を70％以上に増やし、糖分や乳脂肪を抑えたチョコレートで、最近ではさまざまな商品がスーパーやコンビニエンスストアなどで販売されています。

愛知県蒲郡市、愛知学院大学、食品メーカーの明治が347人を対象に行った共同研究（蒲郡スタディ）によると、高カカオチョコ（1日25g）を4週間にわたって摂取した結果、**血圧低下**、**善玉（HDL）コレステロールの上昇**、**炎症指標（hs-CRP）や酸化ストレス指標（8-OHdG）の低下**といった効果が認められました。この研究結果は、高カカオチョコを継続的に摂取することが生活習慣病の予防、動脈硬化の進行抑制に有益であることを示しています。

出典1：Heliyon. 2024 Jan 30; 10(2): e24430
出典2：BMJ. 2011 Aug 26:343:d4488

高カカオチョコとは

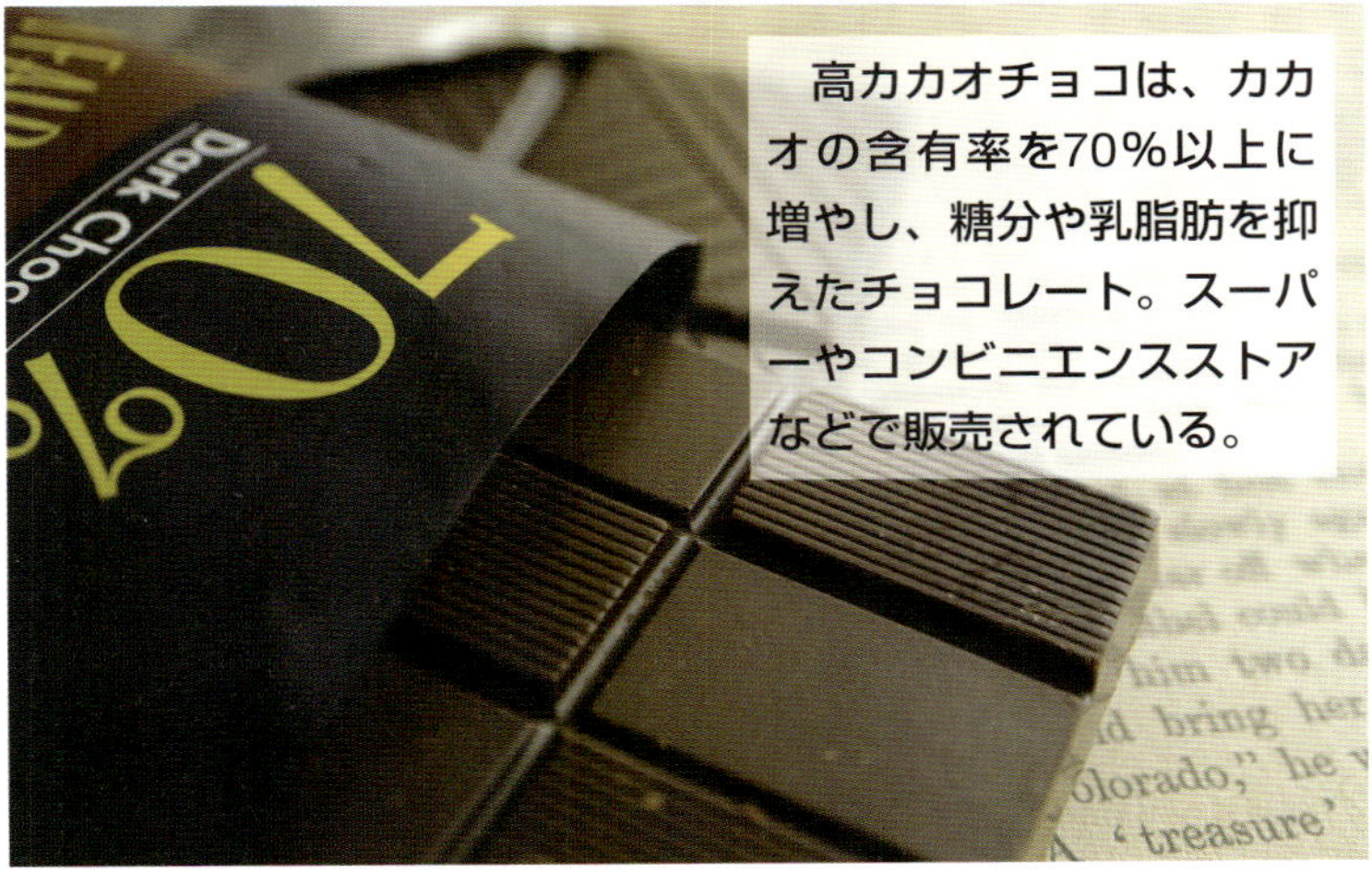

高カカオチョコは、カカオの含有率を70％以上に増やし、糖分や乳脂肪を抑えたチョコレート。スーパーやコンビニエンスストアなどで販売されている。

海外の研究では、高カカオチョコが心臓病の予防にいいことも判明しています。英国・ケンブリッジ大学の研究グループは、さまざまなデータベースをもとにチョコレートと心血管疾患《しっかん》の発症リスクに関して調べました。その結果、**チョコレートの消費量が最も多い群は、最も少ない群に比べて心血管疾患の発症リスクが37％、脳卒中の発症リスクが29％も低かった**のです。

このように、高カカオチョコが心血管疾患の予防にいいのは、カカオに含まれているポリフェノール（植物に含まれる色素成分）、リグニン（食物繊維の一種）などの成分に血糖値を安定させたり、脂肪の蓄積を抑制したり、血液をサラサラにしたりする働きがあるからではないかと考えられています。なお、通常のチョコレートではなく、糖分や乳脂肪の含有量が少ない高カカオチョコを選ぶことが肝心です。（栗原 毅）

高カカオチョコは悪玉コレステロールや中性脂肪を減らして**動脈硬化を防ぐ**特効食で**1回5g**を**1日に5回**とるのがおすすめ

高カカオチョコの食べ方

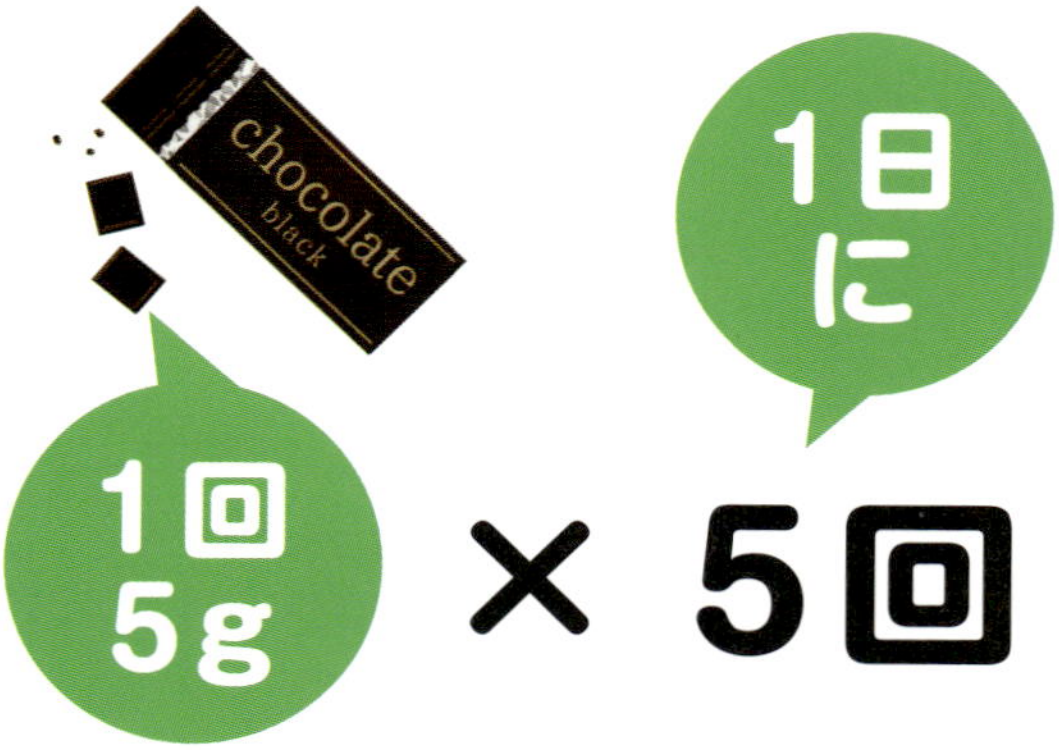

高カカオチョコは、１回５ｇ、１日に５回（合計25ｇ）だけ食べる。食べるタイミングは、食前や食間。２～３時間程度、間隔を開けながら食べる。

高カカオチョコを常食すると血圧が低下したり、血清脂質が改善したりする効果が得られ、動脈硬化を防ぐことに役立ちます。

こうした効果を得るためには、蒲郡スタディ（82ページ参照）と同じように、1日25ｇの高カカオチョコをとることが必要と考えられます。

一度に25gをとるのではなく、5回に分けて5gずつ（個別包装タイプで1袋約5ｇのものもある）とるようにしましょう。そうすれば、高カカオチョコの効果を長時間持続させることができます。

（栗原 毅）

症例報告

1日25gチョコを試したら悪玉コレステロールや血圧、中性脂肪がほぼ正常化しヘモグロビンA1cも大幅改善

私は患者さんに高カカオチョコの常食をすすめており、心血管疾患《しっかん》を招く生活習慣病の改善に役立ててもらっています。

脂質異常症の診断を受けた山下敬《やましたたかし》さん（70歳・仮名）は、初診時の**LDL（悪玉）コレステロール（基準値は65～163㎎／dL）が169㎎／dL**ありました。それが**1日25gの高カカオチョコの常食で2ヵ月後には143㎎／dLに低下**。高めだった**中性脂肪も下がり、3ヵ月後には正常化**したのです。

高血圧の治療を受けていた平原貴子《ひらはらたかこ》さん（51歳・仮名）は、**最高血圧（140㎜Hg以上で高血圧）が172㎜Hg**もあり、薬を服用してもなかなか下がりませんでした。そこで、高カカオチョコを常食してもらったところ、**3ヵ月後には124㎜Hgに低下**。この降圧作用には本人も大変驚いていました。

糖尿病が悪化していた小寺真人《こでらまこと》さん（66歳・仮名）は、**ヘモグロビンA1c（6.5%以上で糖尿病型）が12.2%**もありました。それが、高カカオチョコの常食によって**4ヵ月後には6.1%まで劇的に改善**しています。

（栗原 毅）

心筋梗塞や狭心症にはコーヒーも有効で ドリップでもインスタントでも 1日に2~3杯飲むだけでリスク減

心筋梗塞《こうそく》や狭心症の予防には、**「コーヒー」**を飲むことも有効です。

豪州・メルボルン大学の研究グループは、UKバイオバンク（英国の長期大規模バイオバンク研究）のデータをもとにコーヒーの摂取と心血管疾患《しっかん》の関連を調べました。その結果、**コーヒーを1日2~3杯飲む人は、飲まない人に比べて心血管疾患による死亡リスクが有意に低かった**のです。また、コーヒーは、**座りっぱなしによる健康リスク（110ページ参照）を低減**します。中国・蘇州大学の研究グループは、米国国民健康栄養調査（NHANES）の参加者のデータから、コーヒーの摂取と長時間座位による死亡リスクを調べました。その結果、**1日6時間以上座る習慣があり、かつコーヒーを飲まない人は、6時間未満かつコーヒーを飲む人より心血管疾患死リスクが2・1倍も高く**、しかも、**長時間座ることによる死亡リスクの上昇はコーヒーを飲む人では認められなかった**そうです。（杉 薫）

出典1：Eur J Prev Cardiol. 2022 Dec 7;29(17):2240-2249
出典2：BMC Public Health. 2024 Apr 17;24(1):1069

心臓病の改善にはナッツが有効で心血管疾患の死亡率が25%も低下！特にいいのはクルミで1日約20gが目安

ピーナッツやクルミ、アーモンド、カシューナッツなどのナッツ類は、栄養素の半分以上を脂質が占める高カロリー食品ですが、ビタミン類やミネラル（無機栄養素）が豊富で抗酸化力（攻撃力の強い活性酸素を消去する力）が強く、適量をとれば動脈硬化を抑えて心臓病を予防する効果が期待できます。

欧州の研究グループは、約189万人が参加する42の科学論文のデータをもとに、ナッツ類の摂取と心血管疾患《しっかん》の関連を解析しました。その結果、**ナッツ類の摂取量が多い人は少ない人に比べて、冠動脈疾患の死亡率が25%も低かった**のです。同研究では、ナッツ類の摂取と心血管疾患のリスク低下について

ナッツ類は強心食品

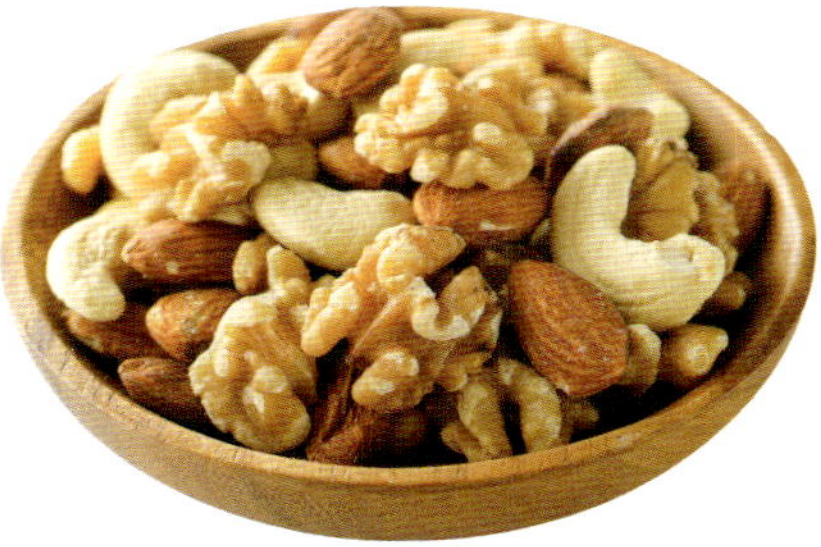

ナッツ類には動脈硬化を抑える作用があると考えられる。クルミを1日約20g、ほかのナッツ類を1日約30g程度とるといい。

出典1：Food Nutr Res. 2023 Feb 14:67
出典2：Nutr Metab Cardiovasc Dis. 2022 Oct;32(10):2321-2329

なんらかの関係があると結論づけています。

ほかにも、ナッツ類の摂取が心血管疾患のリスクを減らすという研究報告がいくつもあり、**米国ではピーナッツなどの商品パッケージに「心臓の健康にいい」と推奨するラベルを貼ることがFDA（食品医薬品局）から承認されています**。

ナッツ類の摂取を心臓病の予防に役立てるなら、1日に一握り分（50g程度）をとるといいでしょう。これは、市販されているナッツ類の食べきりサイズ1袋分です。塩分、砂糖、油脂があまり加えられていないものを選んでください。

ところで、ナッツ類の中でも心臓の健康を守る効果が高いと考えられているのが**「クルミ」**です。米国の研究グループは、約3000人の若年成人（18〜30歳）を30年にわたって追跡調査し、ナッツ類の摂取と心血管疾患の関連を検討しました。その結果、**クルミやほかのナッツ類を食べている人は、そうでない人に比べて心血管疾患の危険因子とされるBMI（体格指数）、ウエスト周囲径、血圧、中性脂肪が低かった**のです。

同研究でクルミやほかのナッツ類を食べていた人は、**クルミを1日平均21g（そのほかのナッツ類は1日平均31・2g）**とっていました。ナッツ類を食べるときは、**クルミ4割、そのほかのナッツ類6割**を目安にしましょう。

（杉　薫）

心筋梗塞や狭心症を防ぐには動脈硬化を招く血管老化物質「AGE」減らしも重要で揚げ物などの食べすぎには要注意

AGEで老化が進む

糖 ＋ たんぱく質

↓ 糖化 ※たんぱく質が劣化する

AGE（終末糖化産物）

↓ 老化に影響

- 肌の老化………シミ、シワ、クスミなど
- 骨の老化………骨粗鬆症など
- 血管の老化……動脈硬化、狭心症、心筋梗塞など
- 脳の老化………アルツハイマー型認知症など
- 体の老化………がんなど

血管強化ごはんでは、**「AGE」（終末糖化産物）**をさける食べ方も大切です。

AGEとは、糖化（糖とたんぱく質が結びつくこと）によって生じる物質。例えば、フライパンでタマネギを炒めると、糖化が起こってキツネ色になり甘みが増します。これと同じことが体内でも生じており、糖化によってAGEが過剰に生じると体の老化が進みます（上の図参照）。とりわけ、息切れや動悸《どうき》が起こりやすい人は**AGEの影響により血管の老化が進みやすい**ので注意しなければなりません。

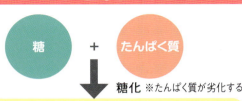

ＡＧＥは、体の組織の弾力性を保つ硬たんぱく質成分のコラーゲンに作用して血管の老化を招き、**動脈硬化**を進行させます。さらに、ＡＧＥは血管内に**アテローム（粥腫《じゅくしゅ》）を増やす**原因にもなります。その結果、心臓につながる冠動脈が詰まって**狭心症**、**心筋梗塞《こうそく》**などが起こりやすくなるのです。

ですから、ＡＧＥをさける食事のとり方が重要になります。ポイントは、**高温で調理した食品を食べすぎない**こと。上の図のように、オーブンで焼いたパンよりも炊飯したごはん、焼き魚よりも刺身（煮魚でもいい）、目玉焼きよりもゆで卵のほうが高温で調理しない分、ＡＧＥが少ないので、この食べ方を実践してください。

また、糖分が多く含まれる**甘いジュースもＮＧ**。果物は青果を食べましょう。（杉 薫）

AGEをさける食べ方

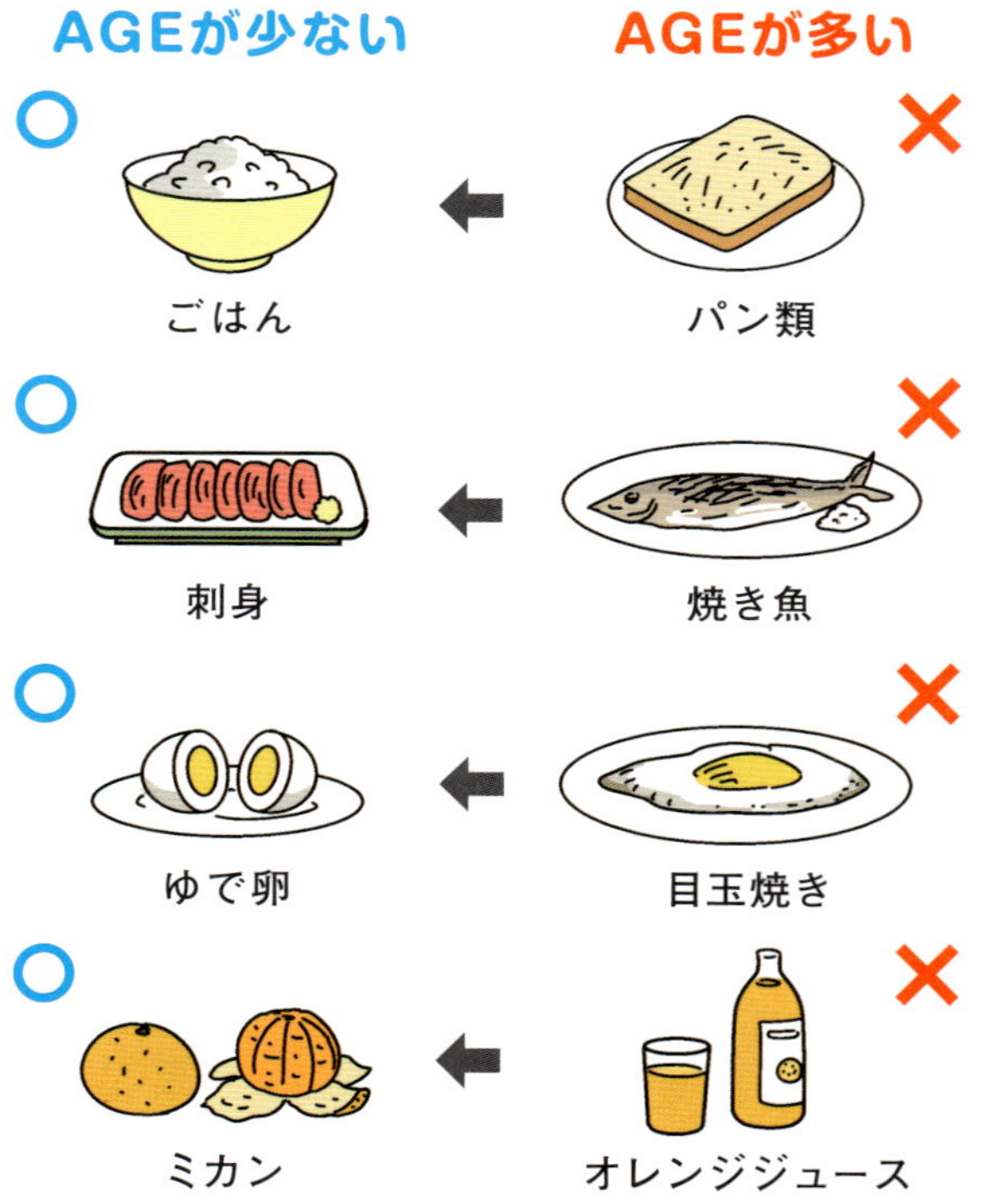

第6章

苦しいセキを招く
アレルゲンや
ヒスタミンの少ない食材で
ぜんそく発作を抑える
「セキ鎮めごはん」

須藤英一　国際医療福祉大学臨床医学研究センター教授

ぜんそくの人は自分がどんな食品にアレルギーがあるかを把握して体質に合わせた低アレルゲンの食事をとるのが重要

ぜんそくは、気道がアレルギーによる炎症で狭くなり、セキや喘鳴《ぜんめい》、呼吸困難などの症状が現れる病気です。ぜんそくの原因となるアレルゲン（アレルギーを引き起こす物質）はダニ、カビ（真菌）、花粉やそれらを含むハウスダスト（ホコリ）ですが、中には食物アレルギーのある人もいます。

消費者庁は、アレルゲンを含む食品として**エビ**、**カニ**、**クルミ**、**小麦**、**ソバ**、**卵**、**乳**、**落花生（ピーナッツ）**、**アーモンド**、**アワビ**、**イカ**、**イクラ**、**オレンジ**、**カシューナッツ**、**キウイフルーツ**、**牛肉**、**ゴマ**、**サケ**、**サバ**、**大豆**、**鶏肉**、**バナナ**、**豚肉**、**マカダミアナッツ**、**モモ**、**ヤマイモ**、**リンゴ**、**ゼラチン**の28品目を指定しており、食品表示法の対象（特定原材料等）にもなっています。

ぜんそくで食物アレルギーのある人は、医療機関で検査を受けてアレルゲンを特定し、それを含む食品を極力さけることが大切です。

低アレルゲンで、炎症を起こしやすいヒスタミンが少なく、セキを鎮める食材を上手に活用した「セキ鎮めごはん」

ぜんそくは、食生活から大きな影響を受けており、食事のとり方を見直すことで症状改善が期待できます。そこで、おすすめしたいのが「セキ鎮めごはん」です。

セキ鎮めごはんでは、❶低アレルゲン食、❷低ヒスタミン食、❸セキ止め栄養の補給、❹セキ止め食品の活用という4つ食養生（上の一覧参照）を実践します。

まずは、食物アレルギーの有無を医療機関で検査することが肝心です。そのうえで❶～❹を実践してください。

セキを鎮める4つの食養生

❶ 低アレルゲン食

食物アレルギーの原因となる、アレルゲンを含んでいる食品はできるだけ摂取しない（禁忌）。

❷ 低ヒスタミン食

気道の炎症を悪化させるヒスタミンの多いナス、タケノコ、ヤマイモなどの摂取頻度を減らす。

❸ セキ止め栄養の補給

セキを鎮めてぜんそくの症状を改善する、ビタミンD、カフェインの多い食品を積極的にとる。

❹ セキ止め食品の活用

セキを鎮めるハチミツ、コーヒーや、肺活量を増やすトマト（ジュース）などを積極的にとる。

アレルゲンやヒスタミンの多い食材や刺激の多い香辛料など「ぜんそくNG食材一覧」とぜんそくが和らぐ「セキ鎮め食材一覧」

食事の見直しでぜんそくを改善する「セキ鎮めごはん」を実践するさいには、食べるのを控えたい**「ぜんそくNG食材」**、積極的にとったほうがいい**「セキ鎮め食材」**を把握しておくことが重要です。それぞれの一覧を左ページにまとめましたので、食事の支度をするときなどに参考にしてください。

ぜんそくNG食材には**アレルゲン**、**ヒスタミン**を多く含む食材のほかに**「コリンを多く含む食材」「刺激が強い食材」「食品添加物を含む食材」**を加えています。

まず、コリンは細胞膜の主成分となる大切な栄養素ですが、気管支を収縮させる作用があるため、ぜんそくの人はとりすぎに要注意。次に、香辛料などの刺激の強い食材は気道を刺激して症状が悪化することがあるのでさけたほうがいいでしょう。さらに、食品添加物を含む食材は、添加された保存料や着色料が発作を誘発する場合もあるので頻繁にとらないでください（96ページ参照）。

ぜんそくNG食材 & セキ鎮め食材一覧

ぜんそくNG食材 ※◉はできればさけたほうがいい食材

● アレルゲンを含む食材・28品目（特定原材料等）※

➡ エビ、カニ、クルミ、小麦、ソバ、卵、乳、落花生（ピーナッツ）、アーモンド、アワビ、イカ、イクラ、オレンジ、カシューナッツ、キウイフルーツ、牛肉、ゴマ、サケ、サバ、大豆、鶏肉、バナナ、豚肉、マカダミアナッツ、モモ、ヤマイモ、リンゴ、ゼラチン

● ヒスタミンを多く含む食材

➡ タケノコ、ナス、ホウレンソウ、ヤマイモ、サトイモなど

◉ コリンを多く含む食材

➡ レバー（豚肉・鶏肉・牛肉）、卵黄、小麦胚芽、大豆など

◉ 刺激が強い食材

➡ トウガラシ、カレー粉、酢、炭酸飲料、熱い麺類、氷など

◉ 食品添加物を含む食材

➡ 清涼飲料水、アメ、ハム、ベーコン、ソーセージ、漬物、つくだ煮、インスタント麺、スナック菓子など

セキ鎮め食材 ※以下の食材を積極的にとる

● セキを鎮める主な食材

➡ ハチミツ、トマト、レンコン、ダイコン、長ネギ、ナシ、シソなど

● ビタミンDを多く含む食材

➡ サケ、サンマ、イワシ、カレイ、シラス、キクラゲ、シイタケなど

● カフェインの多い食材

➡ コーヒー、緑茶（玉露・煎茶・番茶・ほうじ茶）、紅茶、ウーロン茶など

※血液検査、プリックテスト（専用針で皮膚の下にアレルゲンを入れる検査法）などでアレルゲンと判定された食材のみさける。アレルゲンではない食材は食べてもかまわない。

着色料や保存料などの中にはぜんそく発作を招く成分が含まれていることがあり、添加物の多い食品は食品表示を要チェック

ぜんそくの患者さんの中には、解熱鎮痛薬（非ステロイド性抗炎症薬）を服用したときに症状が強く現れる体質の人がいます。これを**「アスピリンぜんそく」**（**解熱鎮痛薬ぜんそく**）といいます。

アスピリンぜんそくの人は、食品中の保存料や着色料が発作の誘因となることがあるので注意しなければなりません。ぜんそく発作を招く主な食品添加物は、上の表のとおりです。解熱鎮痛薬の服用で症状が悪化する場合は、注意が必要な食品添加物を医師に確認してください。特に、加工食品には食品添加物が多く含まれているので、購入前に食品表示を確かめましょう。

ぜんそく発作を招く添加物

名称	含まれる食品
食用黄色４号（タートラジン）	チーズ、バター、清涼飲料水、アイスクリーム、パイ など
食用黄色５号（サンセットイエローFCF）	アメ、ウニ、たくわん、つくだ煮、清涼飲料水 など
食用赤色２号（アマランス）	イチゴシロップ、ゼリー、魚介加工品 など
安息香酸ナトリウム	マーガリン、清涼飲料水 など
パラベン	しょうゆ、酢、ソース など
亜硫酸塩・重亜硫酸塩	ワインなど

ワインを飲むとセキが出る人は酸化防止剤が原因の「ワインぜんそく」の可能性があり、ドライフルーツにも要注意

亜硫酸塩の多い食品

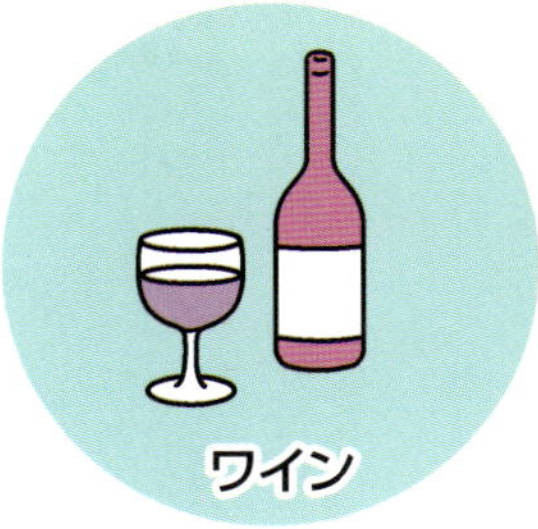

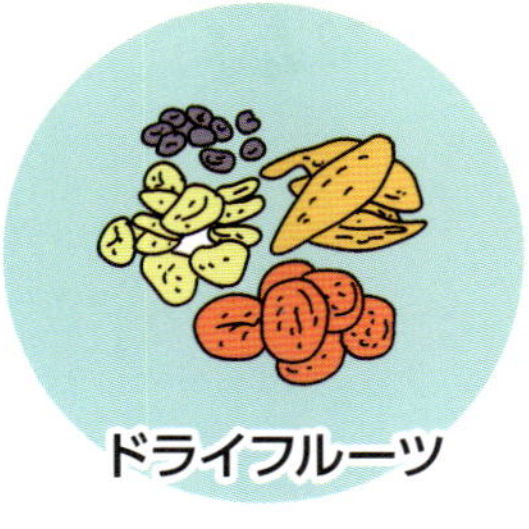

アスピリンぜんそく以外の人も、**ワインなどに酸化防止剤として含まれている「亜硫酸塩・重亜硫酸塩」には気をつけなければなりません。**というのも、亜硫酸塩は頭痛や胃痛などのアレルギー症状の原因となるからです。また、ぜんそくの人は、少量の亜硫酸塩を摂取しただけで発作が誘発されることがあります。これを**「ワインぜんそく」**といいます。

亜硫酸塩は、ワインのほかにも**ドライフルーツ**などに含まれています（上の図参照）。また、酒類では**ビール**に含まれていることもあるので、食品表示を確認してください。

なお、最近は無添加ワイン（SO2フリー）という亜硫酸塩が含まれていないタイプも市販されています。

ぜんそくの改善にはセキ鎮め栄養「ビタミンD」が有効で、軽症や中等症であれば入院するほどの悪化リスクが61%も軽減

近年、ぜんそくの悪化を予防する栄養素として「ビタミンD」が注目されています。**血液中のビタミンD濃度が低い人はぜんそくが悪化しやすい**のですが、サプリメントなどでビタミンDを適量補充すれば症状のコントロールに役立つ可能性があることもわかってきました。

英国・ロンドン大学の研究グループは、他国で行われた研究を分析して、ビタミンDとぜんそく悪化の関係について調べました。その結果、ビタミンDのサプリメントを摂取した人は、摂取しなかった人に比べてステロイド薬（副腎皮質ホルモン薬）の全身投与が必要になるほどの**症状悪化のリスクが36%も低下**していたのです。また、**ビタミンDのサプリメントを摂取した人は、入院や救急受診が必要になるほど症状が悪化するリスクが61%も低下**していました。なお、同研究は軽症、中等症の成人を対象に行われたため、重症の場合での効果は不明です。

出典：Cochrane Database of Systematic Reviews 5 September, 2016

セキを鎮めるにはハチミツ、肺活量を高めるにはトマトジュースなど、ぜんそくの改善に役立つお手軽食品

身近な食品の中に、ぜんそくの症状改善に期待されるものがあります。第一は「ハチミツ」。英国・オックスフォード大学の研究グループは、上気道感染症の治療でハチミツを摂取した群は標準治療のみ行った群に比べてセキの改善が優れていたと報告しています。

第二は「トマトジュース」。カゴメと東京・順江会江東病院は、気管支ぜんそくの患者さんを対象に共同研究を行いました。トマトジュースを6ヵ月以上飲んでもらった結果、セキなどの自覚症状が緩和したほか、ピークフロー（呼気の速度。変動が大きいと気管支の状態が悪い）の変動率が平均29％（試験開始前）から平均20％（試験開始5ヵ月後）に低下したのです。

ハチミツで症状改善

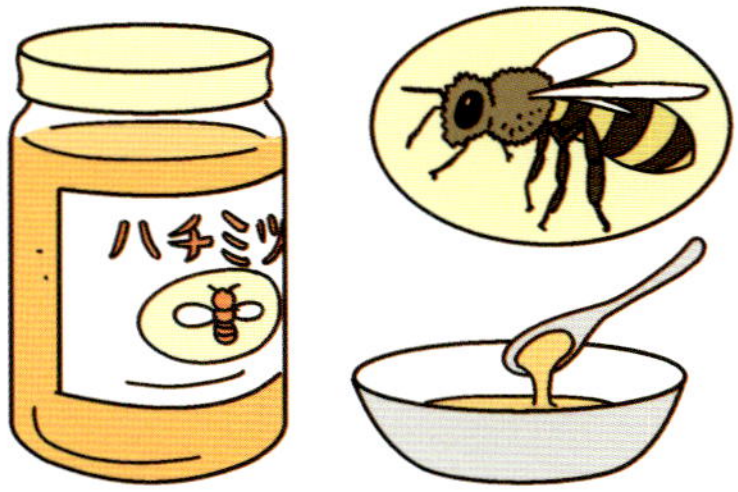

昔からハチミツはのどにいいといわれている。英国の最新研究でもハチミツの摂取でセキが鎮まる効果が確認された。

出典1：BMJ Evidence-Based Medicine, 19 August, 2020
出典2：カゴメホームページ「トマトジュースに気管支喘息の症状緩和作用を確認 ーカゴメと順江会江東病院の共同研究ー」

コーヒーに含まれるカフェインには気管支拡張効果や抗炎症作用などセキ鎮め効果があるが内服薬との相互作用に注意

「カフェイン」には、自律神経（意志とは無関係に内臓や血管の働きを支配する神経）の一つである交感神経（体を活発に働かせる神経）を優位にして気道を広げたり、炎症を抑えたりする作用があります。そのため、カフェインの含有量が多いコーヒーを飲むとセキが鎮まり、ぜんそくの症状緩和に役立つことがあります。

コーヒーには、抽出液１００mL当たり60㎎のカフェインが含まれています。これは紅茶の２倍、煎茶の３倍の量に相当します。ぜんそくの症状を抑えることを目的にするなら、**１日３杯程度のコーヒー**を常飲するといいでしょう。

ところで、カフェインのセキ鎮め効果は、気管支拡張薬の**テオフィリン**の作用に似ています。注意しなければならないのは、コーヒーを飲んでいるときにテオフィリンを服用すると、お互いの作用が増強して頭痛、動悸《どうき》などの副作用が現れることです。よって、**カフェインと内服薬は同時に摂取しないでください**。

第7章

息苦しくならない
食事姿勢や寝姿勢、
急に襲う不整脈や
息切れの対処法など
息切れ・動悸が
楽になる生活術

須藤英一　国際医療福祉大学臨床医学研究センター教授

杉 薫　東邦大学医学部名誉教授・
小田原循環器病院病院長

息切れを防ぐには食べ方も大事で行儀は悪いが両ひじをテーブルにつく姿勢の「ひじつき食べ」がおすすめ

肺の病気を患っている人や、肺の機能が低下している人は、食事の最中に息切れがしたり、呼吸が苦しくなったりすることがあります。これは、胃の中に食べ物が入って膨らむと、呼吸筋の横隔膜が圧迫されて肺が広がりにくくなり、肺活量が低下するからです。そのため、食事中の息切れを防ぐためには、横隔膜の圧迫を物理的にゆるめることが重要になります。

そこで、食事中の息切れの予防に有効なのが**「ひじつき食べ」**です（左ページの図参照）。一般的に、ひじをテーブルについて食べることは行儀が悪いとされていますが、肺が衰えている人にとっては話が別。**両ひじをテーブルにつくことによって両腕の重みが体幹にかからなくなり、横隔膜の圧迫が軽減します。その結果、肺が広がりやすくなって息切れを防ぐことに役立ちます**。

ひじつき食べでは、イスの高さを調整することも大切です。背すじを伸ばした

息切れしない食事の姿勢

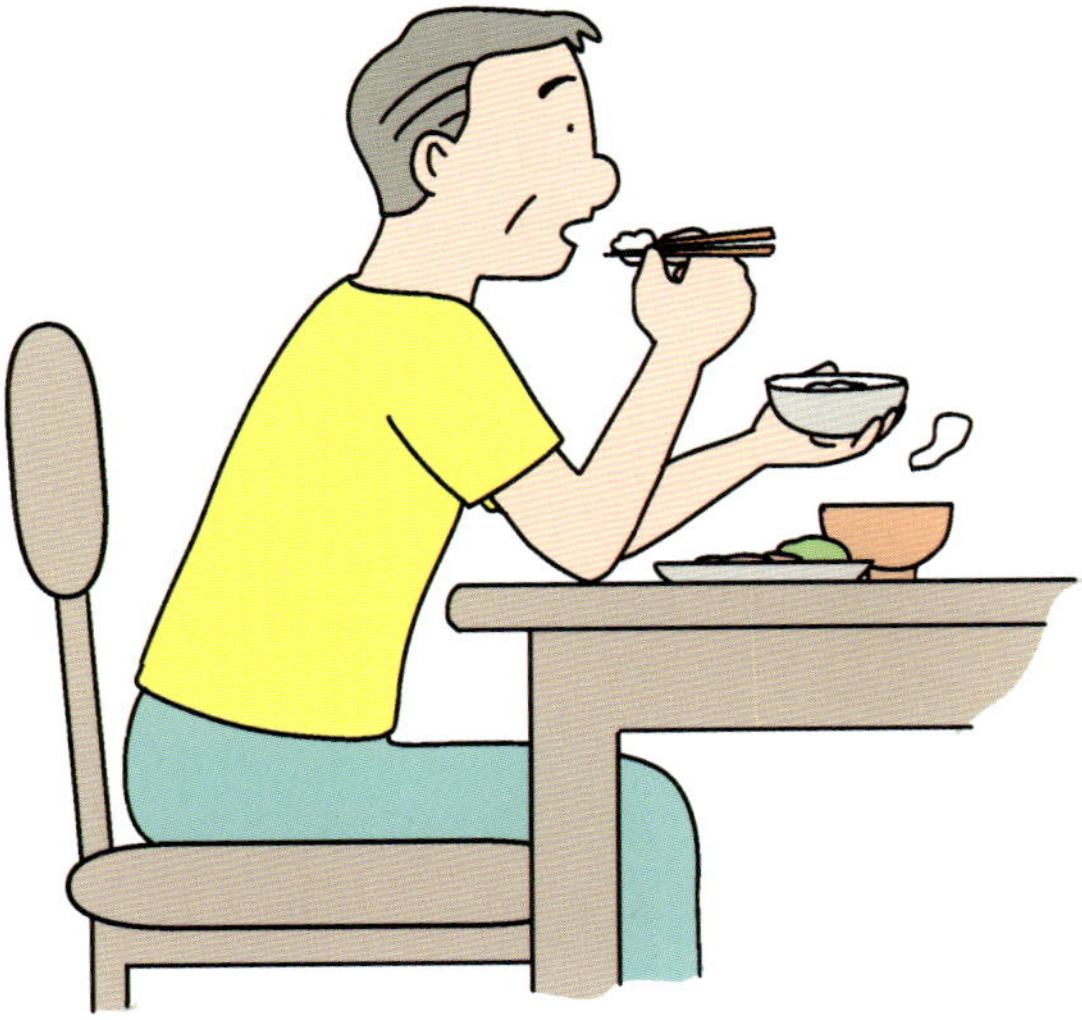

息切れがする人は食事のさい、テーブルに両ひじをついて食べると呼吸が楽になる。あらかじめ、イスの高さを調整して、腕の位置が上に行きすぎず、上体が前かがみにならないようにする。

状態でひじをつき無理なく食べられるのなら問題はありませんが、腕の位置が上に行きすぎる（テーブルが高い）場合はイスの高さを上げ、上体が前かがみになる（テーブルが低い）場合はイスの高さを下げます。

横隔膜が強く圧迫されないようにするためには、食事量にも気を配る必要があります。満腹になるまで食事をとると、健康な人でもおなかが張って苦しくなるものですが、肺が衰えている人ならなおさらです。

そこで、**食事は満腹になるまで食べないで、腹八分目に抑えましょう**。また、**1日3食にこだわらず、少量の食事を小まめに頻回とることも有効です**。

104〜105ページに、息切れの症状を抑える食べ方のコツ7ヵ条をまとめたので、食事のさいに参考にしてください。（須藤英一）

「食事量は腹八分目」「噛むときは息を止めずに鼻呼吸」など息切れの症状を抑える「食べ方のコツ7カ条」

ひじつき食べのほかにも、食事中の息切れを防ぐ食べ方のコツがあります。肺の機能が低下している人は次のことを心がけましょう。

❶食事量は腹八分目。1度の食事量を減らし、頻回（1日4～6食など）とる。

❷高カロリー・高たんぱくの食事をとる。おやつも高カロリーに。

❸食欲がないときは、サプリメントを活用して栄養素を補う。

❹ゆっくり慌てずに食事をとり、噛《か》むときは息を止めずに鼻呼吸をする。

❺硬いもの、歯ごたえのあるものなど、噛みにくく食べづらい食品をさける。

❻天ぷら、フライなどの消化が悪く、胃がもたれる油物はさける。

❼おなかにガスがたまりやすい食品はさけるか、食べる頻度を減らす。

ポイントは、横隔膜が強く圧迫されないようにすることと、体に必要な栄養素が不足しないようにしっかりと補うことです。

（須藤英一）

息切れの症状を抑える食べ方のコツ

1

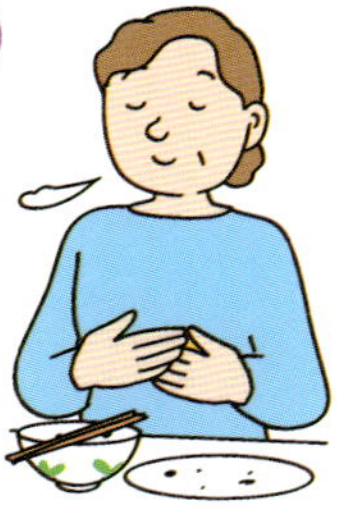

食べすぎをさけ、
腹八分目を心がける

2

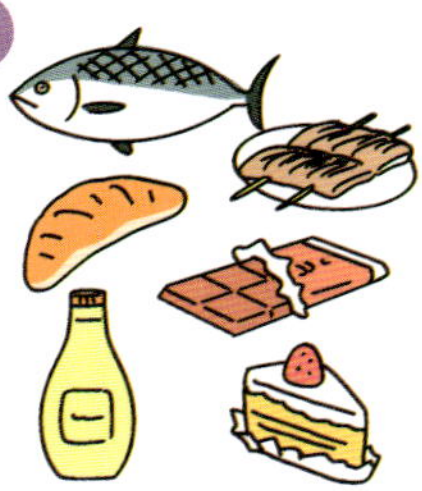

高カロリーで高たんぱくの食品をとる

3

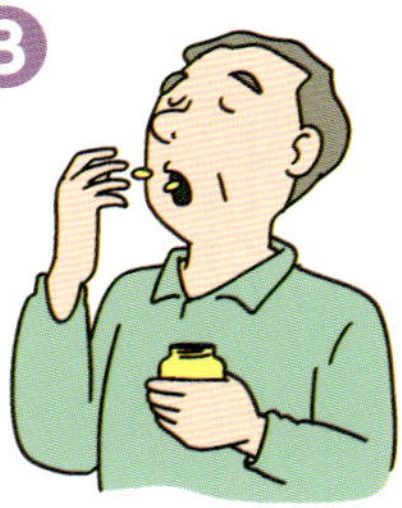

食欲がなければ、
サプリメントも利用

4

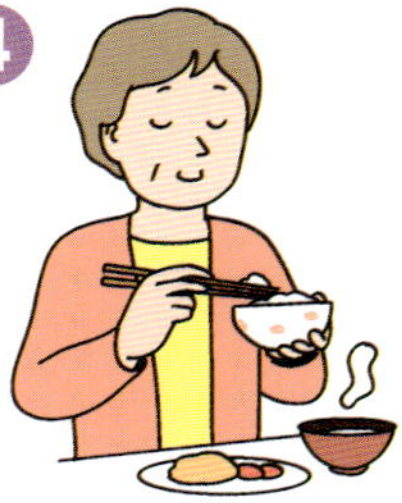

ゆっくりと慌てずに
食べる

5

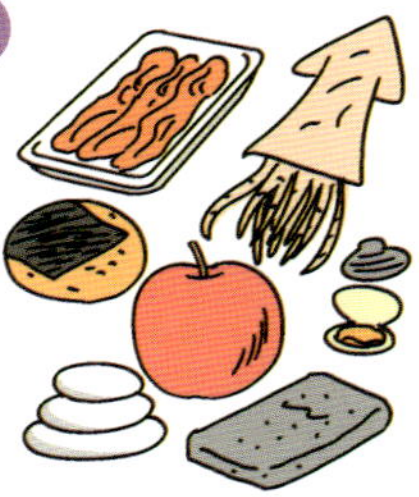

噛みにくく食べづらい
食品をさける

6

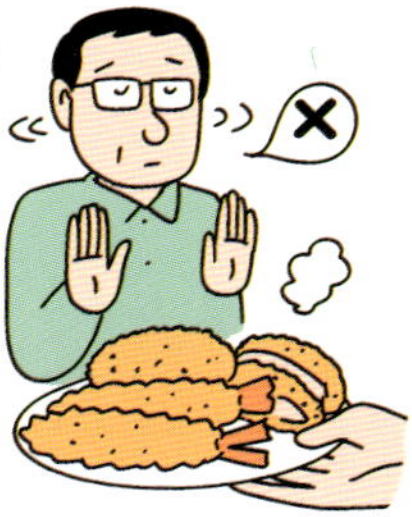

消化が悪く、胃がもたれる油物はさける

7

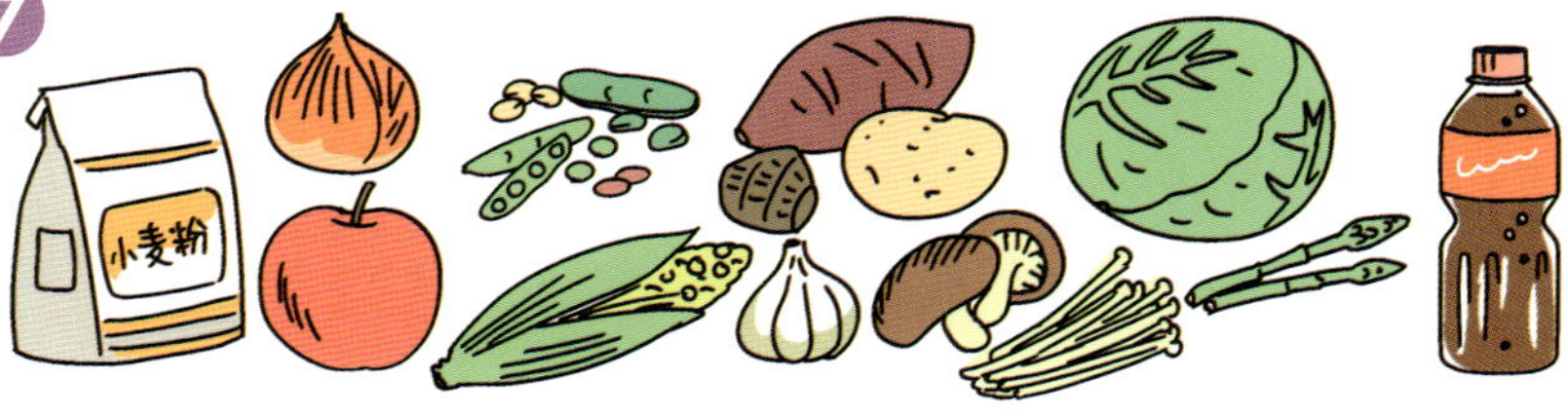

おなかにガスがたまりやすい場合は、ガス発生の原因となる小麦製品、タマネギ、豆類、イモ類、キャベツ、リンゴ、トウモロコシ、ニンニク、キノコ類、アスパラガス、炭酸飲料などはさけるか、食べる頻度を減らす

起床時に起こる「自律神経の嵐」が原因で多発する不整脈や狭心症・心筋梗塞を防ぐ「低刺激起床法」

心筋梗塞《こうそく》の発作は、早朝から午前中にかけて多発します。また、狭心症も冠《かん》れん縮性狭心症（安静時狭心症）というタイプの場合は、夜間から早朝の安静時に発作がよく起こります（動作時に発作が起こる労作性狭心症というタイプは除く）。

早朝に心臓病の発作が起こりやすいのは、自律神経（意志とは無関係に内臓や血管の働きを支配する神経）が不安定になる時間帯だからです。自律神経には体を活発にする交感神経、体を休ませる副交感神経の2種類があり、昼は交感神経が優位になり、夜は副交感神経が優位になることで体をコントロールしています。早朝は、副交感神経優位から交感神経優位に切り替わるタイミングなので、自律神経が不安定になりやすいのです。これを**「自律神経の嵐」**と呼びます。

自律神経の嵐で体のコントロールがうまくいかない早朝は心筋梗塞、狭心症の発作が起こりやすいので、自律神経を整えることに役立つ**「低刺激起床法」**を心

心臓にやさしい朝の低刺激起床法

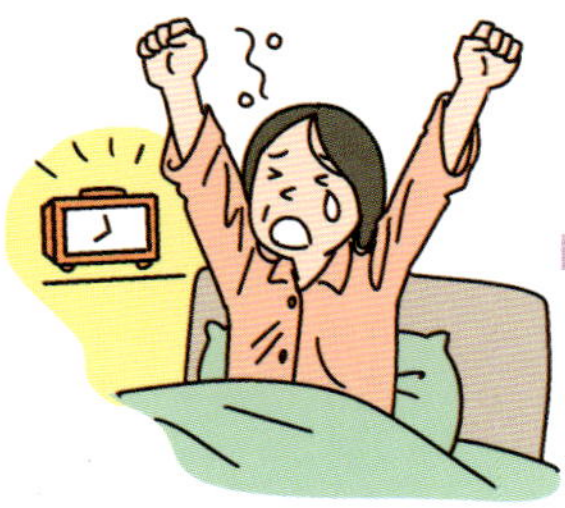

毎朝決まった時間に
起床する

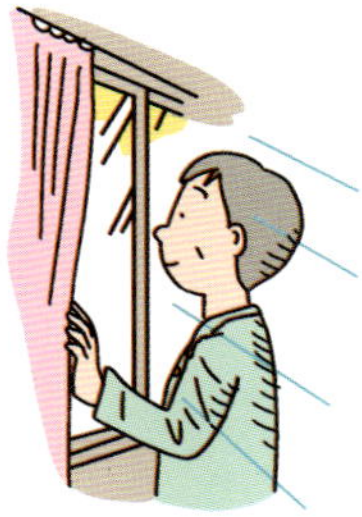

光を浴びて
体を目覚めさせる

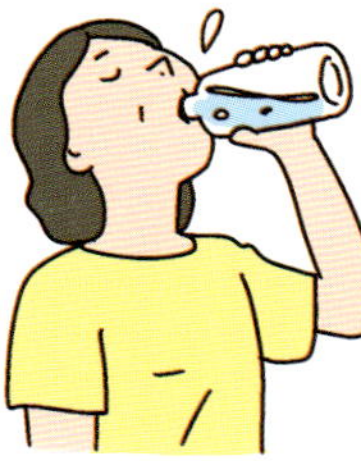

起床時は脱水状態
なので水分補給する

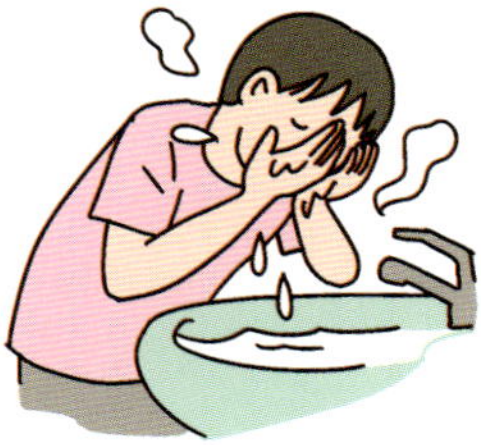

洗顔は冷水をさけ、
ぬるま湯で行う

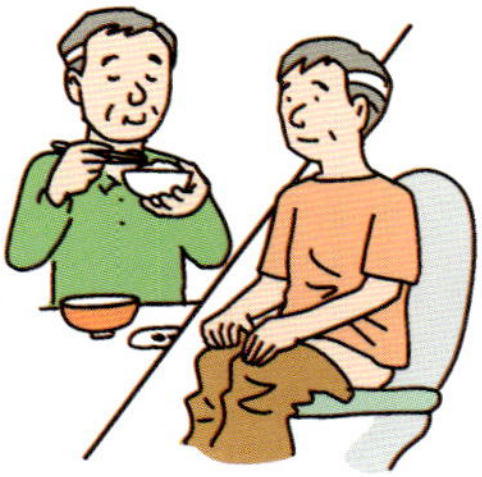

食事やトイレの時間に
余裕を持たせる

朝は時間にゆとりを
持って行動する

がけるといいでしょう。

低刺激起床法は、自律神経の切り替えがスムーズにいくように、起床から1日の行動をはじめるまでの流れをルーティン（決まった手順）にしたものです。低刺激起床法の流れは、上の図を参照してください。

低刺激起床法のポイントは、ゆとりあるルーティンを心がけることです。毎朝、決まった時間に起床して時間に余裕を持たせましょう。（杉　薫）

坂道や階段の上り下りが楽になり息切れせずに長時間歩けるようになる呼吸法「4・2歩行」

坂道を歩いたり、階段を上り下りしたりするときに息切れが起こる場合は、呼吸を歩くテンポに合わせる**「4・2歩行」**で息苦しさを軽減できます。

やり方は、**鼻から息を吸って歩きだし、4歩進む間に一息で「フ～」と口から長く息を吐き、2歩進む間に「ス～」と鼻から息を吸います**（左ページの図参照）。4・2歩行の呼吸法は、腹式呼吸と**口すぼめ呼吸**が基本になります。おなかを膨らませて鼻から息を吸い、口をすぼめながら息を吐いてください（117ページ参照）。

「4歩で吐いて2歩で吸う」は、あくまで目安です。これでも呼吸が苦しければ、「3歩で吐いて1歩で吸う」あるいは「2歩で吐いて1歩で吸う」のテンポでもかまいません。自分に合った呼吸のタイミングで歩くようにしましょう。

4・2歩行の要領で**階段を上るときは、息を口から吐きながら「1、2、3、4」と4段上り、いったん止まって「1、2」と鼻から息を吸いながら休みます**。息苦し

息切れしにくい歩き方「4・2歩行」

❶ 歩き出す前に鼻から息を吸う。

❷ すぼめた口から息を吐きながら「1、2、3、4」と4歩進む。

❸ 鼻から息を吸いながら「1、2」と2歩進む（❷❸をくり返して歩く）。

※「速く歩けるか」ではなく「どれだけ息切れを起こさずに長く歩けるか」を目標に行う。

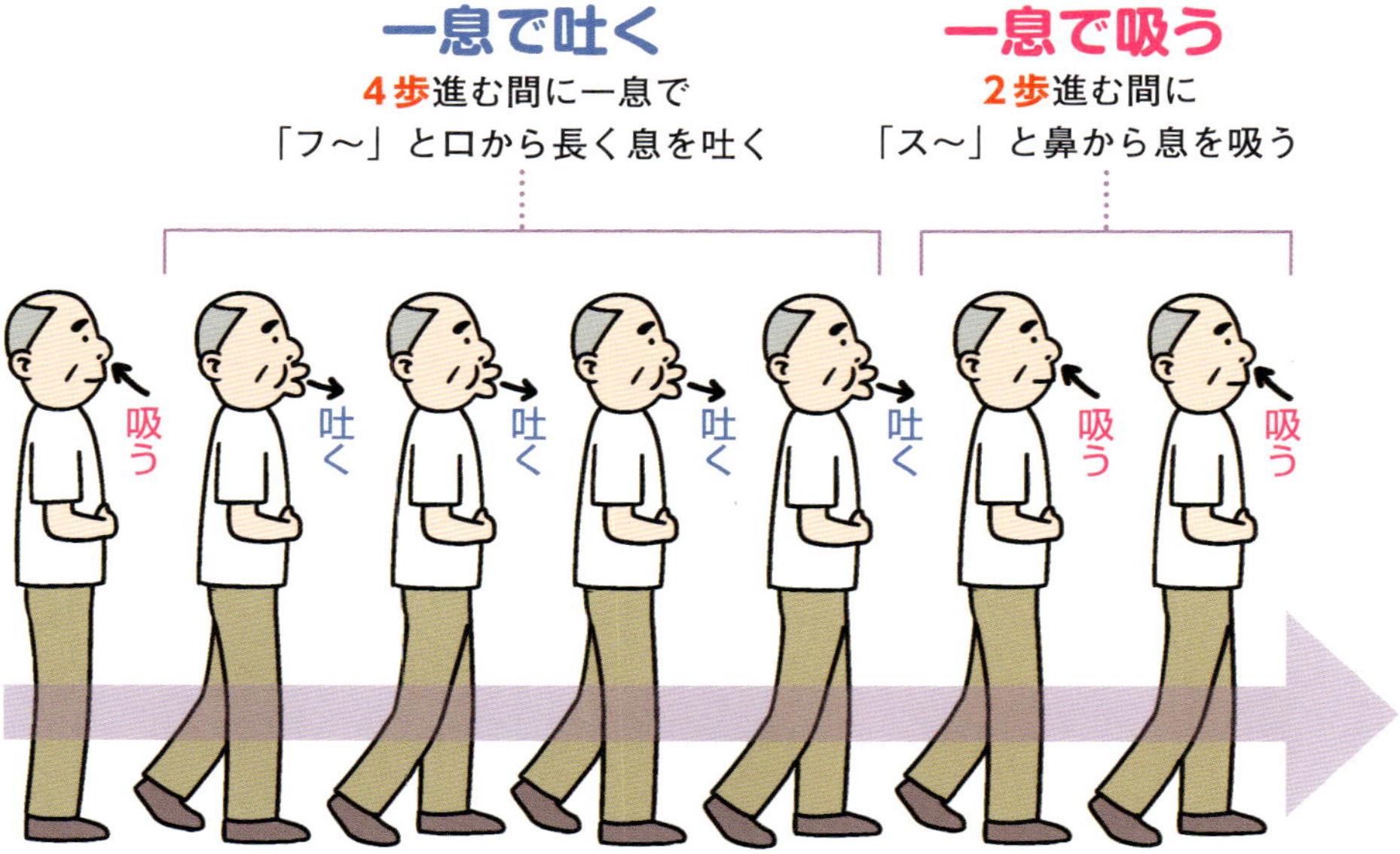
一息で吐く
4歩進む間に一息で
「フ～」と口から長く息を吐く
一息で吸う
2歩進む間に
「ス～」と鼻から息を吸う
吸う
吐く
吐く
吐く
吐く
吸う
吸う

さを感じなければ、息を口から吐きながら「1、2、3、4」と4段上り、息を鼻から吸いながら「1、2」と2段上るやり方でもかまいません。階段を下りるときは、息を口から吐きながら4段下り、息を鼻から吸いながら2段下ります。

4・2歩行は、息切れを起こさずに長い距離を歩くことを目標に行います。歩行速度をアップさせるなど、足腰の強化が目標ではないので無理せずに行ってください。

（須藤英一）

座りつづけるのは心臓に最悪の習慣で

座位の多い人は1時間おきにジャンプする

「ちょこっとジャンプ」で心臓病を回避

近年、座りっぱなしの生活で筋肉が衰え、体の代謝（体内で行われる化学反応）が低下したり、血流が滞ったりして健康に害が及ぶリスクが高まることが判明しています。こうした座りっぱなしの悪影響は心臓にも及ぶので要注意です。

そこで、座りっぱなしの害を退けるのにいいのが「ちょこっとジャンプ」。これは1時間おきに立ち上がり、その場でジャンプする簡単な運動法です。

ジャンプなどのMVPA（中等度から高強度の運動）を小まめに行うことが心臓の健康にいいことは、英国のユニバーシティ・カレッジ・ロンドン（UCL）の研究グループが行った試験でも明らかになっています。

ちょこっとジャンプを心臓病の回避に役立てるなら、小まめに行うことが重要になります。時計のアラームをセットしておき、アラームが鳴ったら立ち上がって1回だけジャンプします。日中はこれを1時間おきに行ってください。　（杉 薫）

出典：European Heart Journal, Volume 45, Issue 6, 7 February 2024

胸郭を広げて肺と心臓への圧迫を減らし呼吸力を高めて息切れや動悸を予防する「快息ストレッチ」

息切れや動悸《どうき》に悩んでいる人は、たいてい首・肩からおなかにかけての呼吸筋、呼吸補助筋がこわばっています。これでは、胸郭を大きく広げられず、肺や心臓が圧迫されて心肺機能がいっそう衰えてしまいます。

そこで、息切れや動悸が起こる人に行ってほしいのが**「快息ストレッチ」**です。専門的にはコンディショニングと呼ばれ、病院の呼吸リハビリテーションで行われています。**快息ストレッチを行うと、こり固まった呼吸筋、呼吸補助筋がほぐれ、肺や心臓の圧迫が軽減されるので息切れや動悸の予防に役立ちます**。

快息ストレッチは、コンディショニングから厳選した**❶準備体操（肩回し・首回し）**、**❷胸伸ばし**、**❸背中伸ばし**、**❹体側伸ばし**の4つから構成されます。くわしいやり方は、112〜113ジペーの図を参照してください。❶〜❹のすべてを実践するのが理想的ですが、できるものだけ行ってもかまいません。（須藤英一）

快息ストレッチ❶ 準備体操

● 肩回し

❶両手を肩に置く。❷ひじを前➡下➡後ろ➡上の順に円を描くように回す（5回くり返す）。❸ひじを前➡上➡後ろ➡下の順に円を描くように回す（❷〜❸を5回くり返す）。

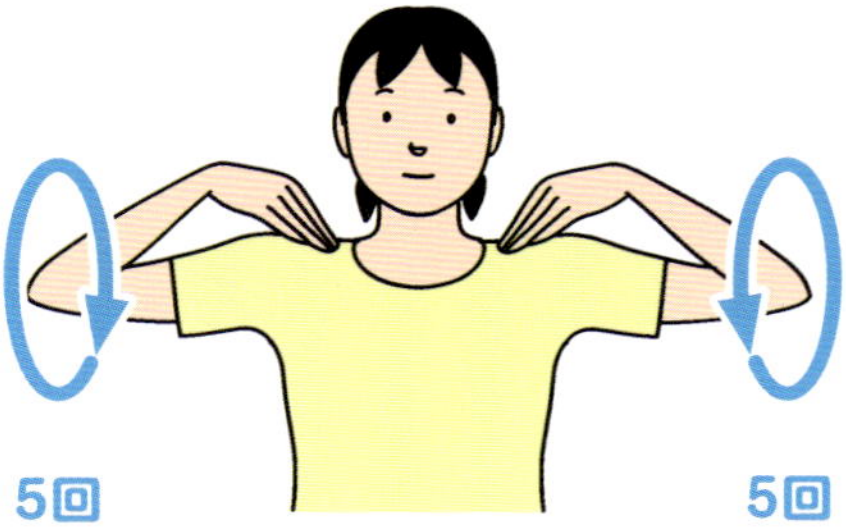

● 首回し

❶頭を前➡後ろの順に倒す。❷頭を右➡左の順に倒す。❸頭を前➡右➡後ろ➡左に大きく1回転させ、同様に反対向きも1回転させる（❶〜❸を5回くり返す）。

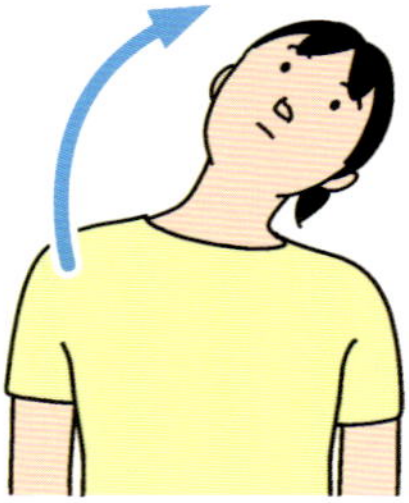

※首を右回りに回転したとき（❸）の動作例。

それぞれ3度くり返すことを1セットとして、1日3セットずつ行う

快息ストレッチ❷ 胸伸ばし

❶ 両手を後ろで組んで力を抜き、リラックスする。
❷ 鼻からゆっくりと息を吸いながら両肩を前に出し、胸のほうに寄せる。
❸ 顔を上に向け、口からゆっくりと息を吐きながら両肩を後ろ方向に引っぱる。息を吐ききったら、もとの位置に戻って息を整える。

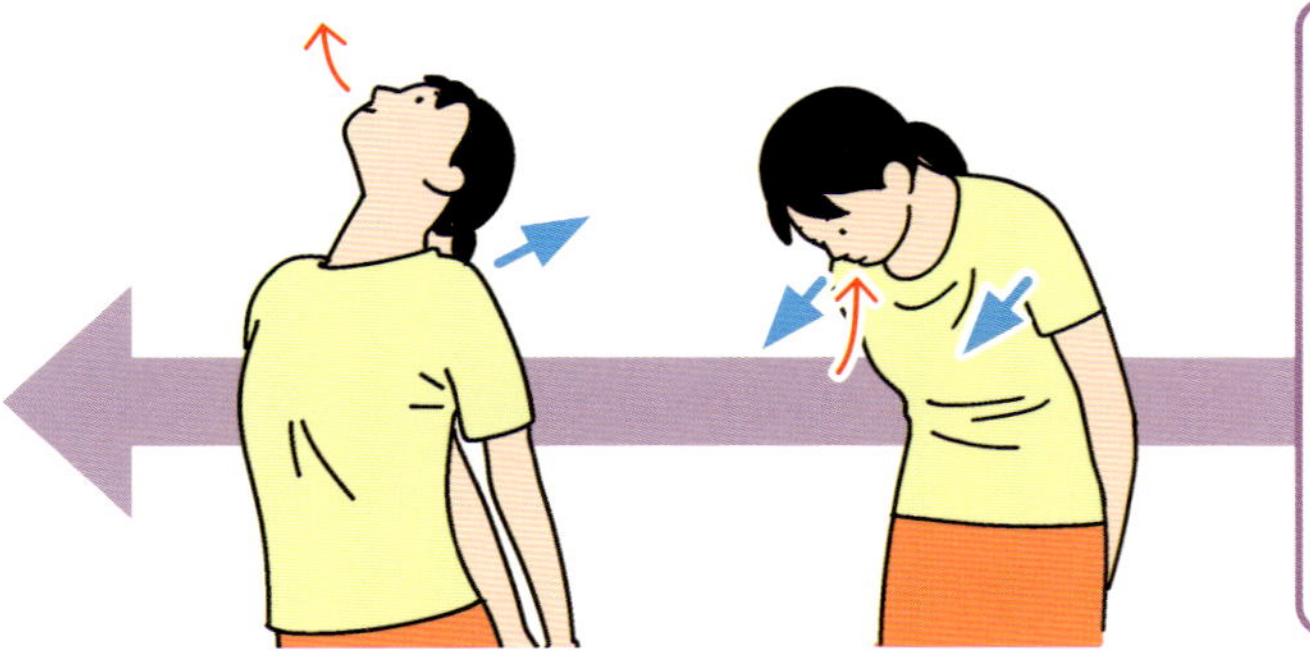

ポイント

- 手を後ろで組めない人は、タオルを両手に持って行う。
- 息が乱れたときは、呼吸をゆっくりと整える。

3度くり返すことを1セットとして、1日3セットずつ行う

快息ストレッチ③ 背中伸ばし

1. おなかの前で両手を組み、鼻から息を吸って口からゆっくりと吐ききる。
2. 鼻から息をゆっくり吸いながら腕を前に伸ばし、背中を丸めていく。
3. 鼻から息を吸いつづけながら、背中をできるだけ丸める。次に、息をゆっくりと吐きながら、上体を起こして❶に戻る。

ポイント
- 途中で息を止めないように注意する。
- 息が乱れたら呼吸をゆっくりと整える。

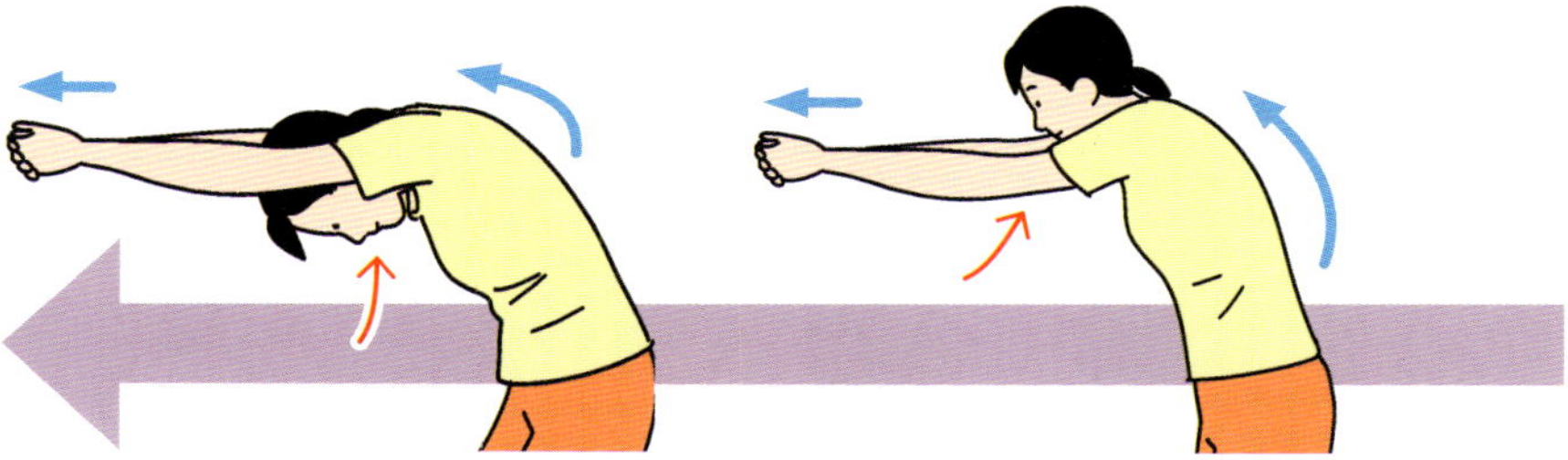

3度くり返すことを1セットとして、1日3セットずつ行う

快息ストレッチ④ 体側伸ばし

1. イスに座って背すじを伸ばし、右手を左わきの下部へ、左手を左わきの上部へ置いて押さえ、鼻から息をゆっくりと吸う。
2. 口から息を吐きながら上体を右に倒し、吐き終わるまでに上体を起こす。腹式呼吸で息を整える。これを3回くり返す。
3. 反対側（体を左に倒す）も同様に行う。

ポイント
- 途中で息を止めないように注意する。
- 体が前かがみになったり、後ろに反ったりしないように注意する。

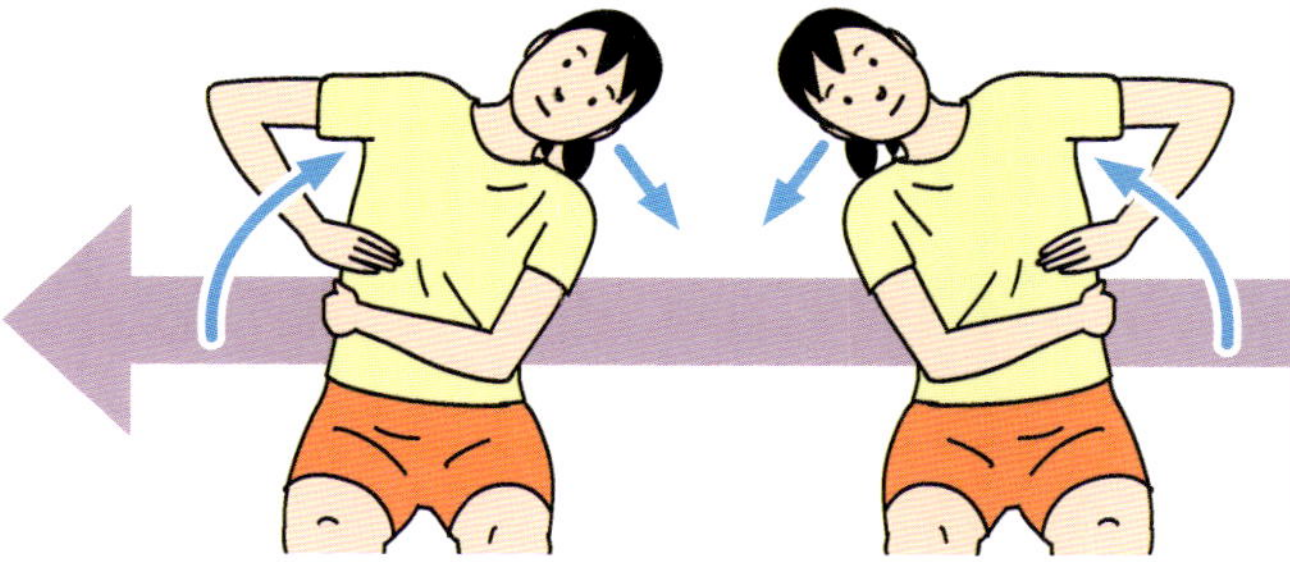

それぞれ3度くり返すことを1セットとして、1日3セットずつ行う

腕立て40回でリスク96%減！歩く速度を1・6㎞／h上げるだけでリスク63%減！など心臓病に効く「ちょい足し強心運動」

腕の力、足腰の力が強く、基礎体力が充実している人は、そうでない人に比べて心臓病を発症するリスクが低いことがわかっています。

まず、米国・ハーバード公衆衛生大学院の研究グループは、腕立て伏せができる回数と心血管疾患《しっかん》の発症リスクを調べました。その結果、**腕立て伏せが40回できる人は、10回未満の人に比べて心血管疾患の発症リスクが96%も低かった**のです。

次に、英国・レスター大学の研究グループは、歩く速度と心血管疾患の発症リスクの因果関係を調査しました。その結果、**歩く速度が時速1マイル（1・6㎞／h）増えるごとに心血管疾患の発症リスクが63%低下する**ことがわかりました。

おそらく筋力が強く、基礎体力のある人は、概して心肺機能が高く、全身の血流もスムーズであるため、心血管疾患の発症リスクが低いと考えられます。日ごろから腕立て伏せ、速歩きなどの**「ちょい足し強心運動」**を心がけましょう。

（杉 薫）

出典1：JAMA Netw Open. 2019 Feb 1;2(2):e188341
出典2：Sci Rep. 2024 May 1;14(1):9995

自転車に乗ることは心臓病予防によく「長く乗る」より「速く走る」ほうが効果大で平均生存期間が5・3年も増加

心臓病の予防には、自転車に乗って速く走ることが有効です。

デンマークで行われた「コペンハーゲン市心臓研究」（The Copenhagen City Heart Study）では、ふだん自転車に乗っている5106人の成人を対象に、サイクリングの強度と冠動脈性心疾患《しっかん》（心筋梗塞《こうそく》など）の死亡率の関連を平均18年にわたって追跡調査しました。その結果、自転車で速く走る人は、そうでない人よりも平均生存期間が長かったのです。具体的には、**自転車で速く走っていた人は遅く走っていた人に比べ、平均生存期間が男性は5・3年、女性は同3・9年も延びていました**。さらに同研究では、自転車に乗る時間と心血管疾患の死亡率の関連についても調べています。それによると、最も低リスクなのは1日当たり30分から1時間の人、次いで1時間超の人の順でした（強度はどちらも自転車で速く走った場合）。自転車に長く乗ればいいというわけではないようです。

（杉 薫）

 出典：Eur J Prev Cardiol. 2012 Feb;19(1):73-80

気管を広げて呼吸を楽にする「口すぼめ呼吸」や「呼吸介助法」など「急な息切れ時の対処法」

ＣＯＰＤ（慢性閉塞《へいそく》性肺疾患《しっかん》）や気管支ぜんそくなどで突然、息苦しくなったときは、気管を広げて呼吸を楽にする対処法を行いましょう（左ジペーの図参照）。

第一は「**口すぼめ呼吸**」です。やり方は、**鼻から「1、2」と息を吸い、口をすぼめながら「3、4、5、6」とゆっくり長く息を吐くことをくり返します。息を吸う時間の2～5倍かけて息を吐くことがポイントになります**。

第二は、認知症の人、要介護の人が発作時に薬をとっさに服用できないときに周囲の人が手助けする「**呼吸介助法**」です。呼吸介助法には、座って行う座位のパターンと、立って行う立位のパターンがあります。どちらも**介助する人が本人の体に手を当て、息を吐くタイミングに力を入れます**。

口すぼめ呼吸、呼吸介助法を試しても息苦しさが改善しない場合は、速やかに救急車を呼んでください。

（須藤英一）

急な息切れ時の対処法

●口すぼめ呼吸

❶ 首や肩の力を抜いて、鼻から「1、2」とゆっくり息を吸う。

❷ 口をすぼめて「3、4、5、6」とゆっくり長く息を吐き出す。口から30㎝離れたところにかざした手のひらに、かすかに息を感じる程度の強さでいい。

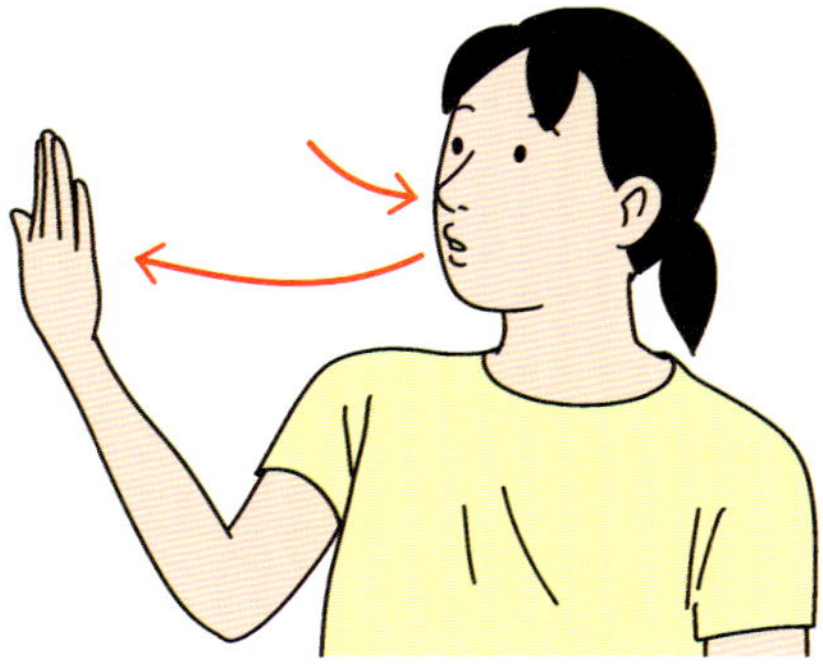

息を吸う時間の2～5倍の時間をかけて息を吐くことを目標にする

座って行う場合

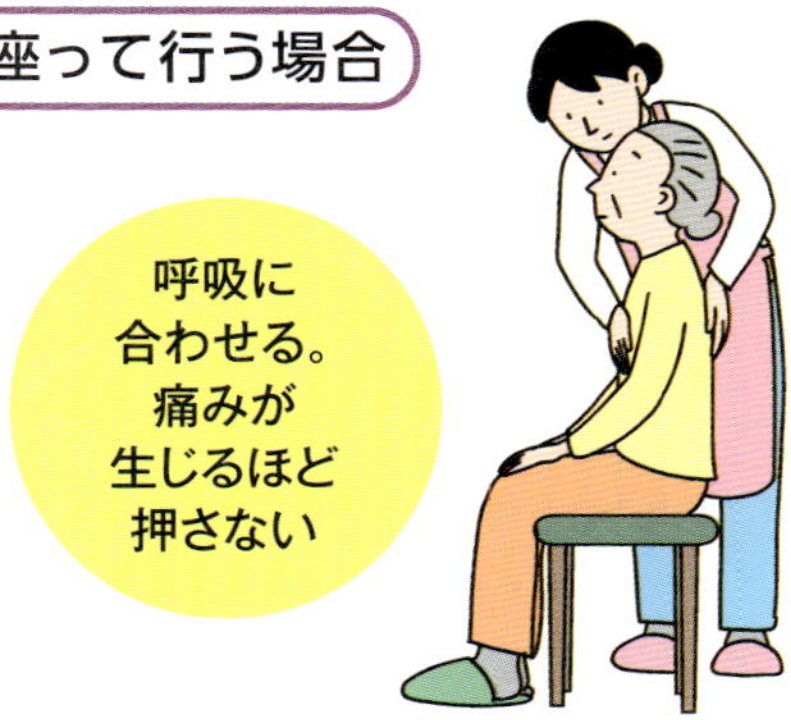
呼吸に
合わせる。
痛みが
生じるほど
押さない

●呼吸介助法（座位）

❶ 介助する人の利き手を胸の前に、他方の手を背中に当てる。

❷ 呼吸に合わせて、息を吐くときに胸のほうに当てた手で、胸が動く方向に圧迫する。

立って行う場合

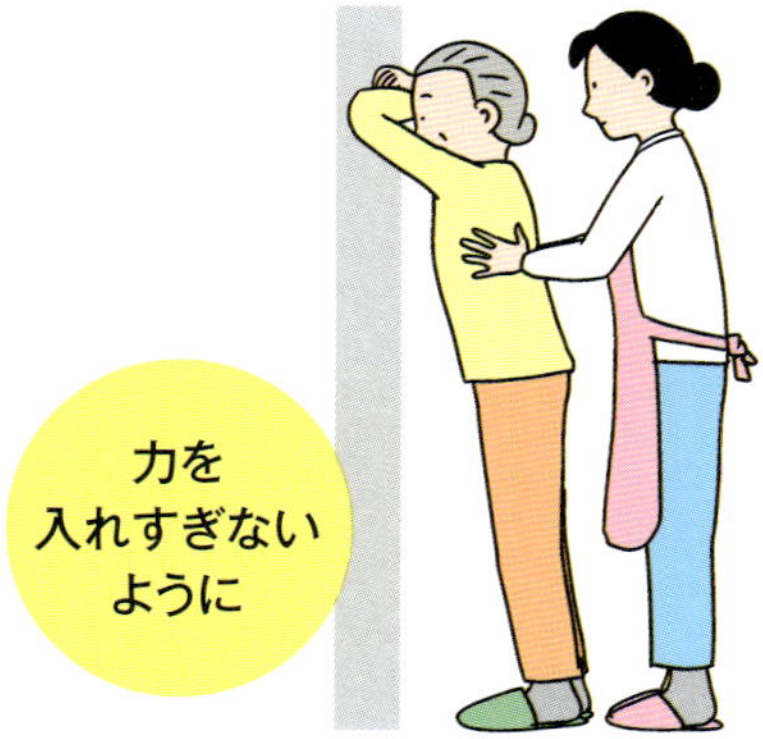
力を
入れすぎない
ように

●呼吸介助法（立位）

❶ 腕を上げてひじを曲げて、壁に当てる。

❷ 介助する人は後方に立ち、両手をわきの下に当てる。

❸ 呼吸に合わせて、息を吐くときに内部に向けて圧迫する。

脈が急に速まり動悸がする上室頻拍は迷走神経を刺激すれば止まり、自力解消法は「バルサルバ法」

突然、胸がドキドキとする動悸《どうき》を感じて、しばらくすると自然に突然治まる場合は「発作性上室性頻拍」（以下、上室頻拍）が疑われます。上室頻拍が命にかかわることはほとんどないものの、**血圧低下**や**息苦しさ**、**めまい**などが現れます。

実は、上室頻拍の多くは、セルフケアを行うことによって自分で発作を抑えることができます。その方法が**「バルサルバ法」**です。やり方は左ジペーの図を参照してください。上室頻拍の90％は、心房と心室の間にある房室結節《ぼうしつけっせつ》を含む組織で電気信号が旋回することにより発症するのですが、バルサルバ法を行うと副交感神経が刺激され、電気信号の乱れが抑えられて頻脈が治まるのです。

バルサルバ法は安全性の高いセルフケアで、上室頻拍の発作が起こった患者さんが緊急時に試す第一選択肢として国際的にも認められています。

（杉　薫）

動悸を抑えるバルサルバ法

❶ 床に足を伸ばして座り、鼻からゆっくり息を吸い込む。
❷ 息を止めて、排便時にいきむような感じで腹部に力を入れ、約15秒間息を止めつづける。
❸ 息を吐いて腹部の緊張をゆるめ、あおむけに寝て足をイス（または台など）に乗せて、約45度の角度になるように持ち上げる。この状態を約15秒間キープする。呼吸は自然に行う。
❹ 足を下ろして上体を起こし、❶の姿勢に戻って終了。

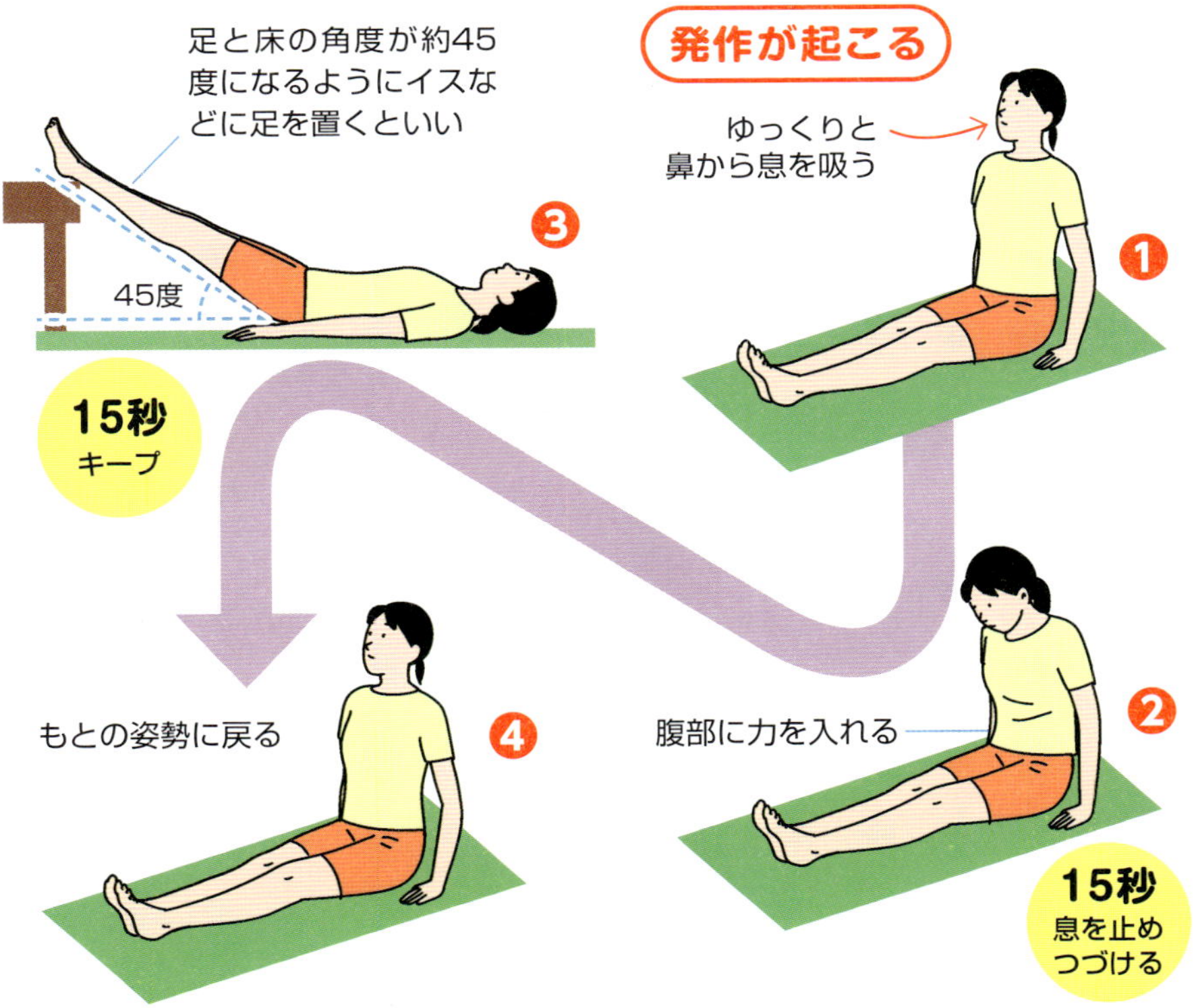

ポイント

- 発作が治まらない場合は、❶～❹を２～３回くり返す。
- 介助者がいる場合は、❸のときに足を持ち上げてもらうといい。

入浴時は肺や心臓に負担がかかって息切れ・不整脈が起こりやすく、対処法は「心肺リラックス入浴法」

入浴時は血圧が急激に変動することがあり、肺や心臓に負担がかかって息切れや不整脈が起こりやすくなります。そこで、入浴時に肺や心臓の負担を減らす**「心肺リラックス入浴法」**を行ってください（左ページの図参照）。

この入浴法の基本は、常にイスを使うことです。脱衣所ではイスに座って休憩を入れながら着替えをし、湯船の中でもイスに座りながらおなかの高さまで湯に漬かり、髪や体を洗うときもイスに座ります。このようにイスを使うことによって、肺や心臓にかかる負担が軽減されるのです。

入浴時のコツとしては、**体を洗うときに口すぼめ呼吸を行い、腕は呼吸に合わせて動かします。足を洗うときは、片足ずつ、反対側の太ももに乗せて洗い、背中を洗うときは長めのタオルを使うと楽に洗えます**。洗髪時は**シャンプーハット**を使うか、首を横に傾けて半分ずつ洗うと息苦しさが和らぎます。

（須藤英一）

心肺リラックス入浴法

●湯船の入り方

浴槽内にイスを置き、お湯の高さが胸の下くらいになるように漬かる。湯船をまたぐときは口すぼめ呼吸。

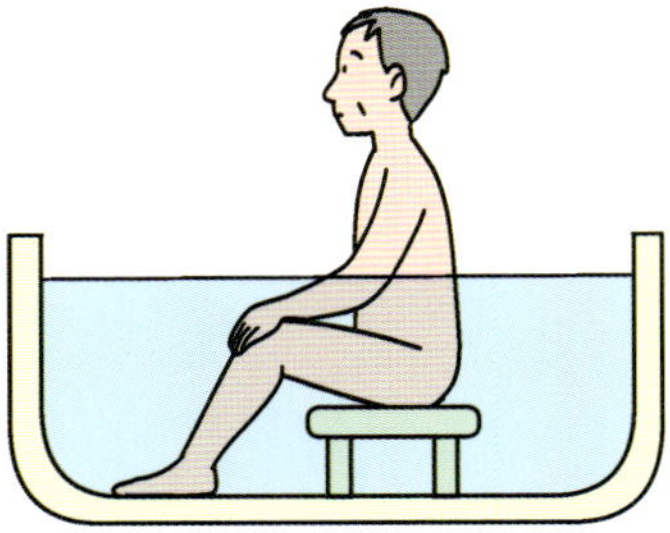

●髪の洗い方

前かがみで髪を洗うと息苦しくなるので、首を横に傾けて、半分ずつ片手で髪を洗う。

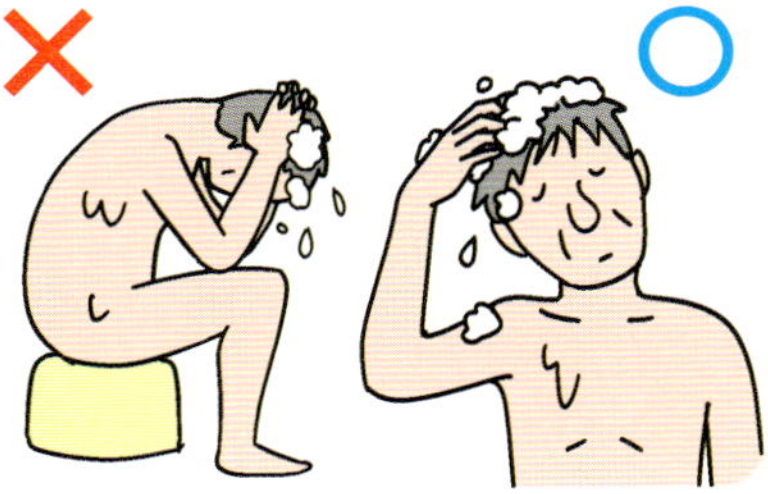

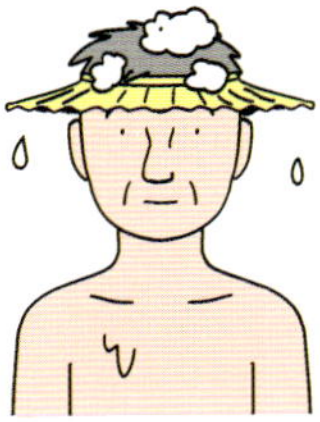

シャンプーハットを使うと、顔に泡やお湯がかからずに髪を洗えるので、呼吸がしやすい。

●体の洗い方

腕を上げずにすむように長めのタオルを使う。足は片足ずつ太ももに乗せて洗う。

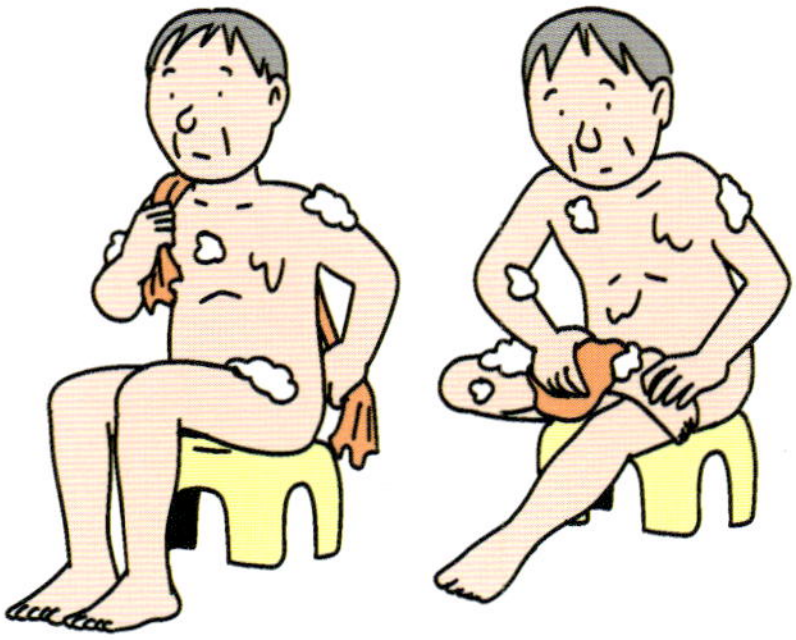

ポイント

- 動作に呼吸を合わせるのではなく、呼吸に動作を合わせる。
- 動作時は「息を吐きながら」が基本。あわてずに休みを入れながら行う。

慢性心不全の人が入浴するさいの注意点

- 入浴前に脱衣所、浴室を暖める。
- 湯の温度は41度以下のぬるめに。
- 湯に漬かるのは10分以下に。
- 入浴後に水分補給をする。
- 空腹時、食事の直後、運動後の入浴はさける。

呼吸が楽になる寝姿勢は内臓による肺への圧迫を防ぐ「ファーラー位」や「抱き枕横向き寝」がよく朝までぐっすり

気管支ぜんそくや心不全などで息が苦しくなったときは、肺や心臓への圧迫をゆるめて呼吸が楽になる寝姿勢を取り、安静にすることが肝心です。

まず、電動ベッドを使っている人は**「ファーラー位」**を取ってください。これは、**あおむけになって上半身を約45度に傾ける寝姿勢**です。

もともとファーラー位は、腹部手術後に排液を促す目的で取る寝姿勢ですが、内臓による肺への圧迫が和らいで**呼吸が楽になる**ほか、**たんを出しやすくなる**、**誤嚥性肺炎**食事の**誤嚥《ごえん》を防ぐ**という利点もあります。頻繁に息苦しくなる人は、誤嚥性肺炎を防ぐためにもファーラー位で休むことを習慣にするといいでしょう。なお、腰痛の人は、ファーラー位になると背部の筋肉がこわばって痛みが現れることがあります。その場合は、上半身の角度を15～30度程度にゆるめてください。

次に、電動ベッドを使っていない人は**「抱き枕横向き寝」**がおすすめです。こ

呼吸が楽になる寝姿勢

●ファーラー位

電動ベッドの上であおむけになり、上半身を約45度に傾ける寝姿勢。本来、腹部手術後に排液を促すための寝姿勢だが、肺への圧迫を和らげる効果もある。

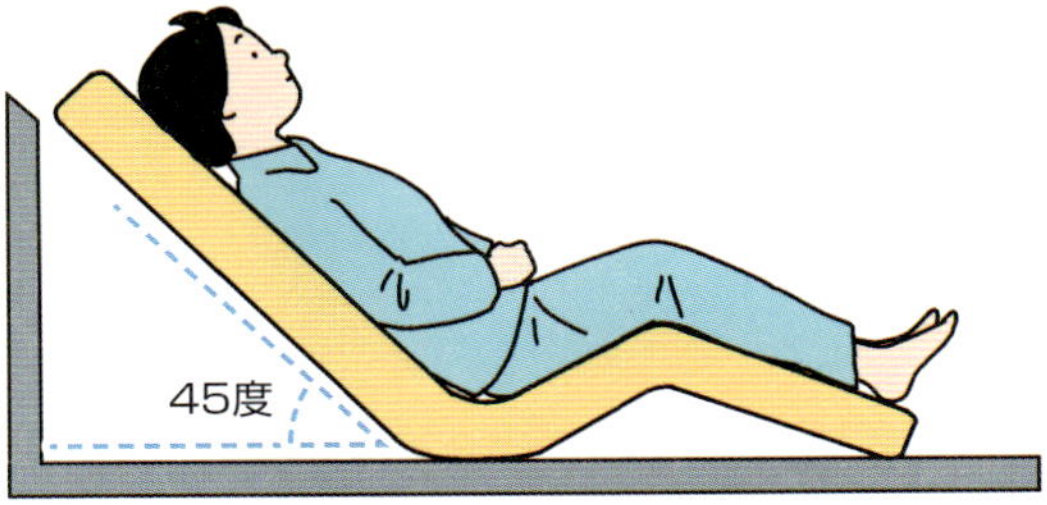

●抱き枕横向き寝

枕やクッションを抱き、横向きになる寝姿勢。体の上側にくる足を別の枕やクッションの上に置く。呼吸がもっと楽になるようにアレンジしてもいい。

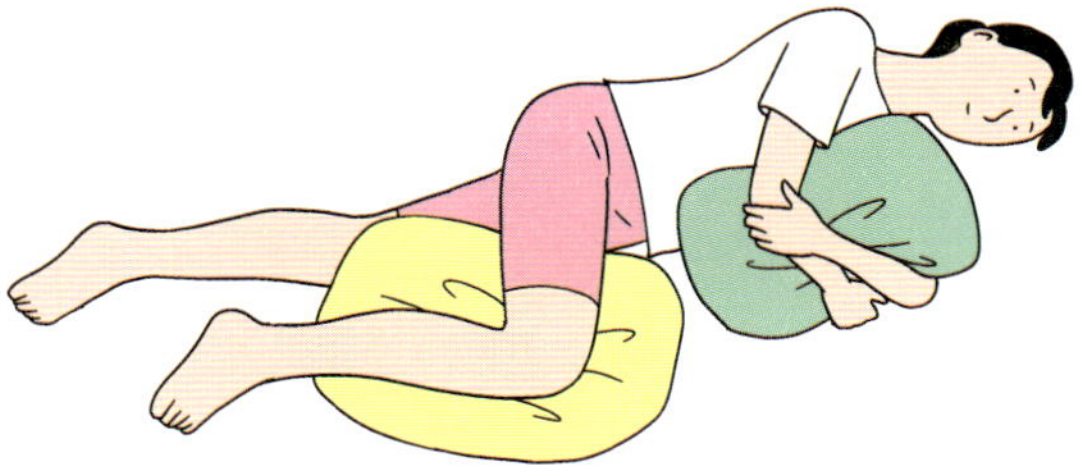

れは**枕やクッションを抱いて横向きになる寝姿勢**です。抱き枕横向き寝の寝姿勢を取ると、腹筋がゆるみ気道が確保されるので、**息苦しさを改善**する効果を得られます。

抱き枕横向き寝は、クッションを抱いて横向きになるほかにも、呼吸がもっと楽になる姿勢が見つかったら、そのつどアレンジしてかまいません。

注意点は、必ず枕やクッションを抱くことです。枕やクッションを使わずに寝て前かがみ姿勢になると、よけいに息ができなくなり苦しくなります。

（須藤英一）

8万人超えの調査でわかった！心臓にやさしい最高の睡眠法は夜10時就寝！7時間睡眠で心血管疾患のリスクが35％低下

最新の研究で、心臓病の発症リスクを減らす睡眠のとり方が判明しています。英国の調査団体・UKバイオバンクの研究グループは、8万8026人を平均5・7年にわたって追跡調査し、腕時計型の装置から収集したデータをもとに睡眠と心血管疾患《しっかん》の発症率の関連を調べました。その結果、**心血管疾患の発症率は、午後10時から午後10時59分の間に就寝した場合に最も低かった**のです。

また、米国・テュレーン大学の研究グループは、UKバイオバンクの登録者38万人超を対象に睡眠パターンと心血管疾患の発症リスクの関連を調査しました。すると、**1日の睡眠時間が7～8時間の人は、不健康な睡眠パターン（不眠など）の人に比べて心血管疾患の発症リスクが35％も低かった**のです。

以上の研究結果から、**夜10時就寝**、**1日7時間程度の睡眠**が心臓病の予防にとってベストといえるでしょう。

（杉　薫）

出典1：European Heart Journal - Digital Health, Volume 2, Issue 4, December 2021
出典2：European Heart Journal, Volume 41, Issue 11, 14 March 2020

歯磨きの頻度は心臓病に大きくかかわり 1日3回歯磨きするだけで 心不全リスクが12%、心房細動リスクが10%減

歯磨きなどの口腔《こうくう》ケアは、う蝕《しょく》（虫歯）や歯周病の予防だけでなく、循環器疾《しっ》患《かん》の発症リスクを低下させることに有効です。特に、歯周病と心臓病の発症には密接なかかわりがあり、口腔ケアで歯周病を予防することが重要になります。

歯周病は、歯と歯ぐきの間（歯周ポケット）に歯垢《しこう》や歯石がたまって歯周病菌が増殖し、歯ぐきが炎症を起こして歯槽骨《しそうこつ》が下がり、やがて歯が抜け落ちる病気です。日本では、歯周病が歯を失う原因の第一位になっています。

歯周病菌は、歯周ポケットに集合体（バイオフィルム）として住みついているだけでなく、血管内に入り込みます。すると、**歯周病菌によって動脈硬化が進行**し、血管壁にプラーク（粥腫《じゅくしゅ》）がたまって中が狭くなったり、血栓（血液の塊）ができやすくなったりして詰まりやすくなります。これが心臓の冠動脈で起こると**狭心症**、**心筋梗塞《こうそく》**といった命取りの心臓病を引き起こすことになるのです。

出典1：公益財団法人8020推進財団「平成30（2018）年.第2回 永久歯の抜歯原因調査報告書」
出典2：Eur J Prev Cardiol. 2020 Nov;27(17):1835-1845

歯周病が心臓病を招くしくみ

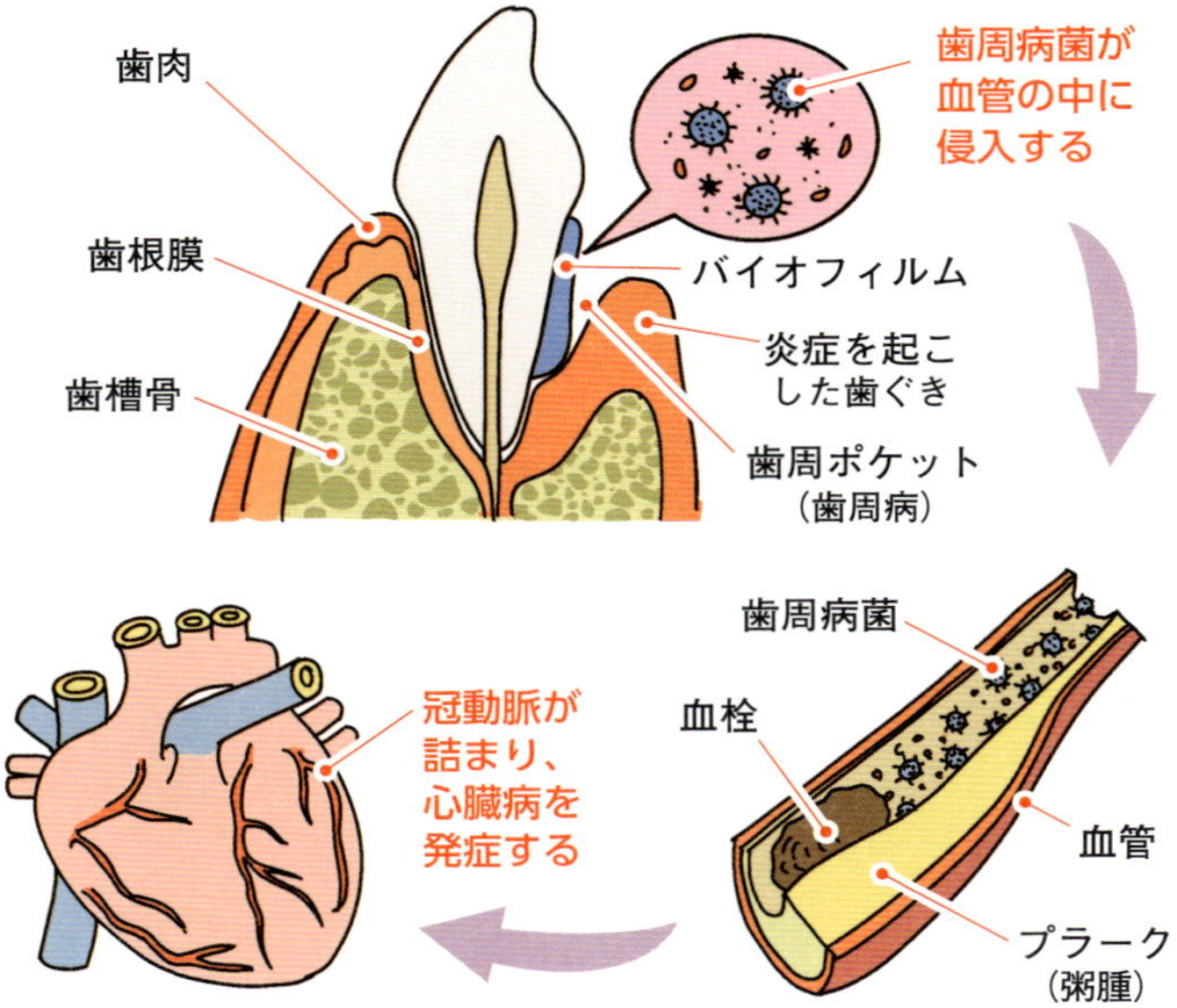

歯周ポケットに歯周病菌の集合体（バイオフィルム）ができると、血管内に歯周病菌が入り込んで動脈硬化を促進する。やがて血管の中が詰まり、狭心症、心筋梗塞が多発する。

韓国・梨花女子大学校の研究グループは、約16万人を対象にコホート研究を行い、歯磨きの頻度と心房細動、心不全の発症リスクの関連を調べました。その結果、10・5年間（中央値）の追跡期間中に**歯磨きを1日3回以上行った人は、心房細動の発症リスクが10%低下し、心不全の発症リスクは12%低下**したのです。このように心臓病の発症リスクが低下したのは、頻繁に歯磨きを行ったことによって口腔内のバイオフィルムが減少したからではないかと考えられています。

以上のことから、歯磨きを小まめに行って歯周病を予防・改善することが、心臓の健康を守ることにつながるといえるでしょう。

（杉 薫）

解説者紹介（解説順）

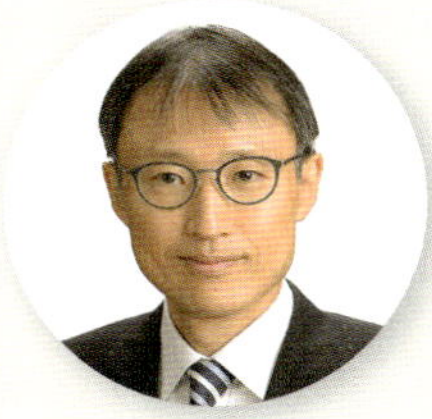

国際医療福祉大学
臨床医学研究センター教授
山王病院内科副部長
須藤英一《すどうえいいち》

専門は肺炎、肺気腫、気管支炎、気管支ぜんそくなど。山形大学医学部卒。東京大学大学院修了。東京大学医学部附属病院老年病科助手（現助教）、カナダマギール大学ミーキンスクリスティ研究所、アルバータ大学呼吸器グループ派遣留学、旧大蔵省（現財務省）印刷局東京病院内科医長（兼）リハビリテーション室医長を経て、現職。慢性閉塞性肺疾患（COPD）に呼吸体操など肺理学療法を含む呼吸リハビリテーションを、嚥下性肺疾患（誤嚥性肺炎）には嚥下リハビリテーションを積極的に取り入れ、治療効果を高めるのに役立てている。20年以上も前（2000年）から、息切れなどの呼吸器症状に悩む人向けに呼吸教室を開催し、好評を博している。日本呼吸器学会認定指導医・呼吸器専門医、日本老年医学会認定指導医・老年病専門医、日本抗加齢医学会認定抗加齢医学専門医、身体障害者福祉法指定医（呼吸器）、日本内科学会認定内科医、日本医師会認定産業医など。

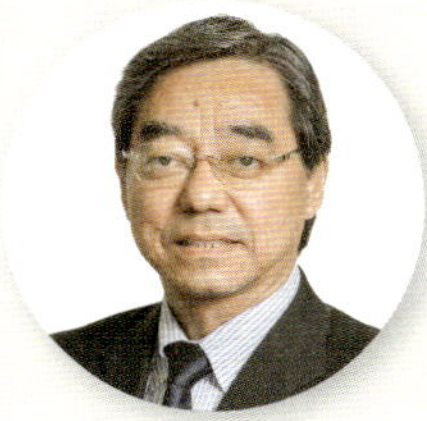

東邦大学医学部名誉教授
小田原循環器病院病院長
杉《すぎ》 **薫**《かおる》

循環器内科、特に不整脈、心臓電気生理学が専門。東邦大学医学部卒。同大学の医局に勤務後、内科助手を経て、米国に電気生理学研究員として留学。神奈川病院循環器科医長、東邦大学医学部助教授、東京労災病院循環器内科部長、東邦大学医学部教授、東邦大学医療センター大橋病院病院長を歴任後、2016年に小田原循環器病院病院長に就任。東邦大学医学部名誉教授。専門は不整脈・心臓電気生理学。心臓・腎臓の疾患の合併症まで含めたトータルケアを行い、地域に根差した医療を展開し、高度な専門技術で患者さんが納得のいく医療の提供に尽力している。日本循環器学会関東甲信越地方会評議員。日本循環器学会認定循環器専門医、日本不整脈心電学会名誉会員・不整脈専門医、日本循環器学会認定FJCSなど。

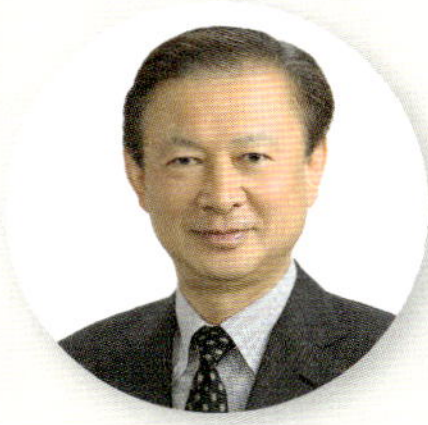

元東京女子医科大学教授
栗原クリニック
東京・日本橋院長
栗原《くりはら》 **毅**《たけし》

1978年、北里大学医学部卒業。1978年に東京女子医科大学消化器病センター内科入局、1997年に東京女子医科大学青山病院・同成人医学センター助教授、2004年、中国中医研究院客員教授、2005年に東京女子医科大学教授、東京女子医科大学特定関連診療所・戸塚ロイヤルクリニック所長、2007年に慶應義塾大学大学院教授を経て、2008年に生活習慣病の予防や治療を目的とした「栗原クリニック東京・日本橋院」を開院し、現職。日本肝臓学会専門医、日本内科学会認定医、日本未病システム学会認定医。日本血流血管学会理事、日本抗加齢医学会評議員など所属学会多数。『眠れなくなるほど面白い 図解 肝臓の話』（日本文芸社）、『高カカオチョコのすごい健康長寿力 高血圧、糖尿病、コレステロール値異常、がん、認知症、免疫力、ストレスまで効く！』（主婦の友社）など著書多数。

運動を頑張らなくても
**息切れ 動悸・胸痛がみるみるよくなる
食べ方大全**

2024年11月12日　第1刷発行

編 集 人　上野陽之介
編　　集　わかさ出版
編集協力　菅井之生
装　　丁　下村成子
D T P　菅井編集事務所
　　　　　中平都紀子
本文デザイン　菅井之生
イラスト　前田達彦　Adobe Stock
写真協力　Adobe Stock
発 行 人　山本周嗣
発 行 所　株式会社文響社
　　　　　ホームページ　https://bunkyosha.com
　　　　　メール　info@bunkyosha.com
印刷・製本　株式会社光邦

ISBN978-4-86651-848-0

本書は専門家の監修のもと安全性に配慮して編集していますが、本書の内容を実践して万が一体調が悪化する場合は、すぐに中止して医師にご相談ください。また、体調や疾患の状態には個人差があり、本書の内容がすべての人に当てはまるわけではないことをご承知おきのうえご覧ください。

本書の内容は発行日時点の情報に基づいています。